JN128634

毎日の不便を「喜び」に
変える筋力アップの方法

老筋トレ

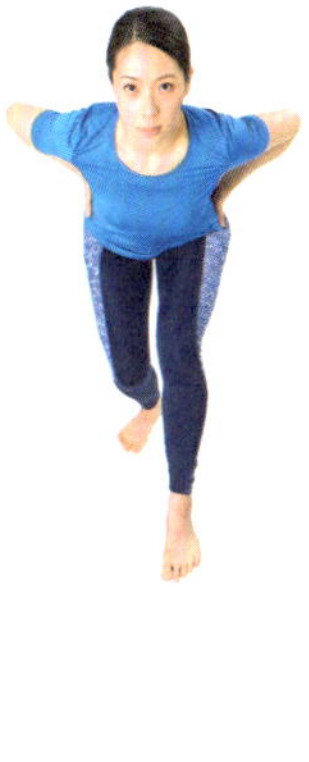

枝光聖人
Edamitsu Masato
パーソナルトレーナー
ジャパン株式会社
代表取締役

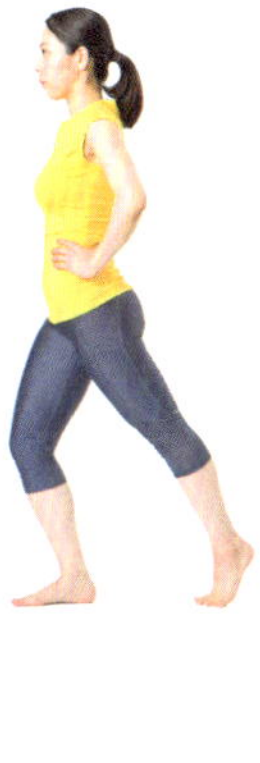

法研

日々成長する孫を、
いつまでも抱っこし続けたい
だから、ずっと健康でいたい

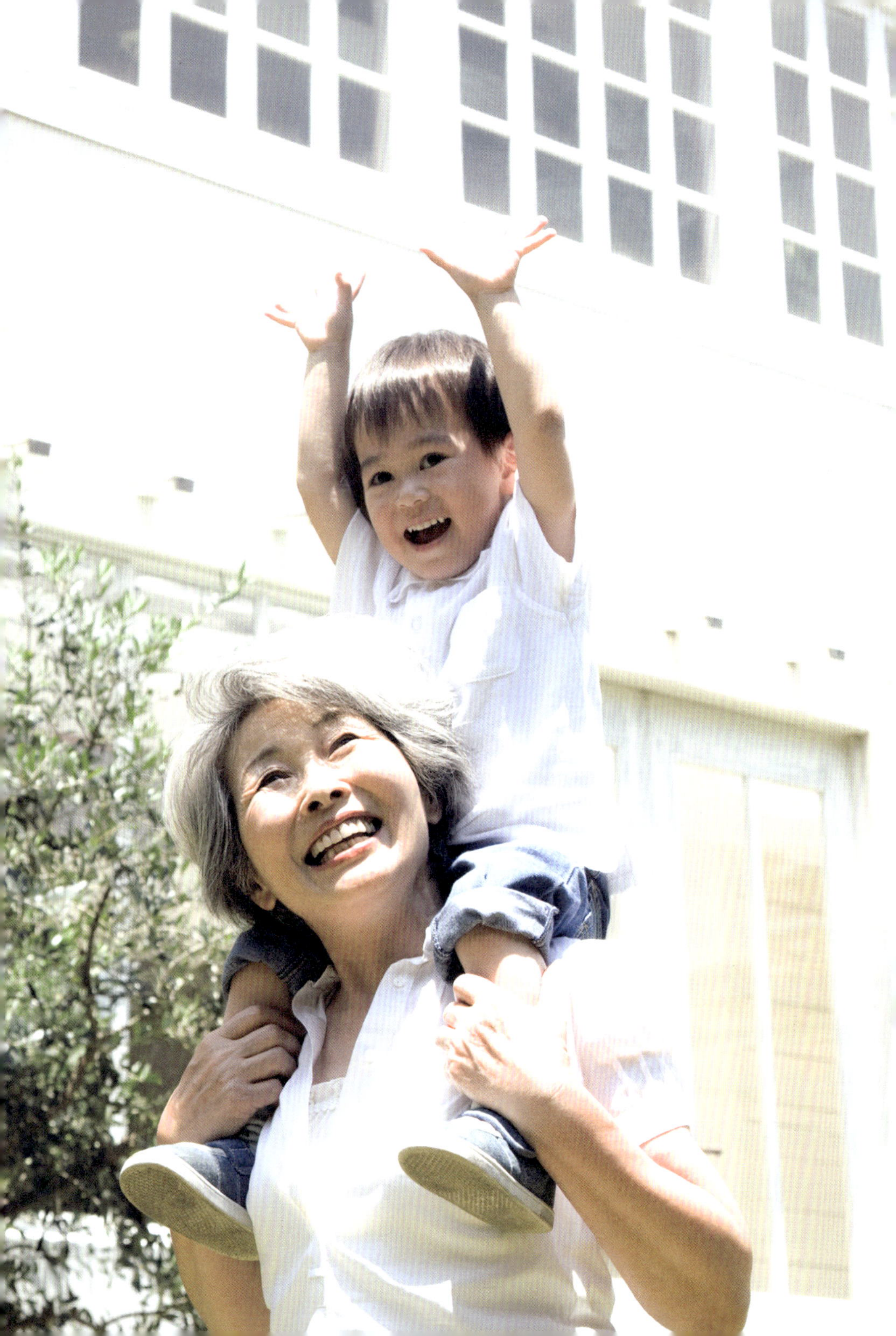

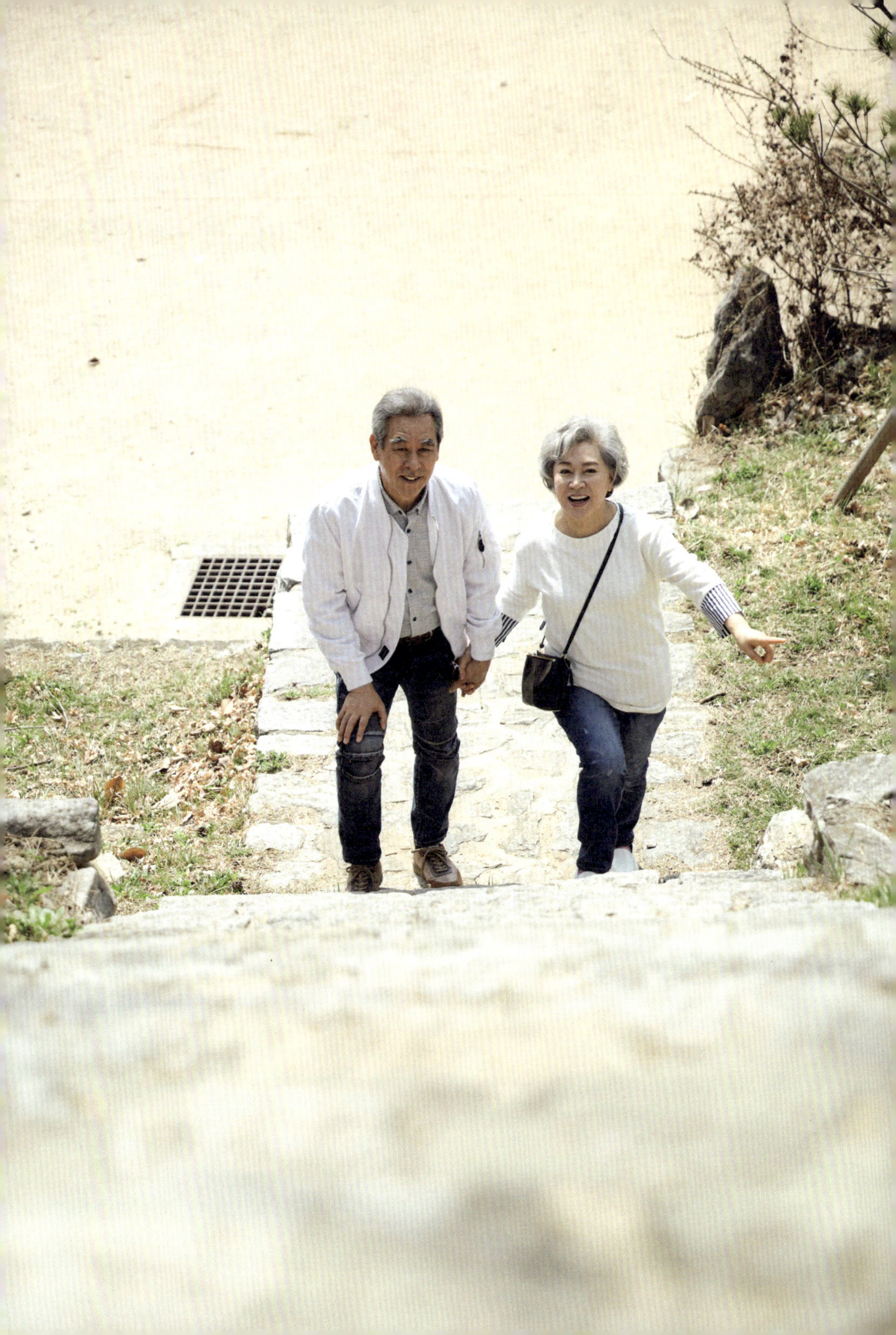

まだまだ若いつもりでも、
ここ最近、階段や坂道が辛くてしかたない
だから、あのころの体力を取り戻したい

これが7つの老筋トレです

年を重ねると、毎日の動作が重く、
おっくうになりがちですね。
でも、大丈夫！
それは筋肉が、
ちょっと休んでいただけ。
毎日の「ついで」に、
ちょっと動作を加えるだけで、
筋力も体力も、必ず戻ってきます。
むしろ、若い頃よりも
強くなれますよ！
そう、日常生活は、
筋トレなのです。

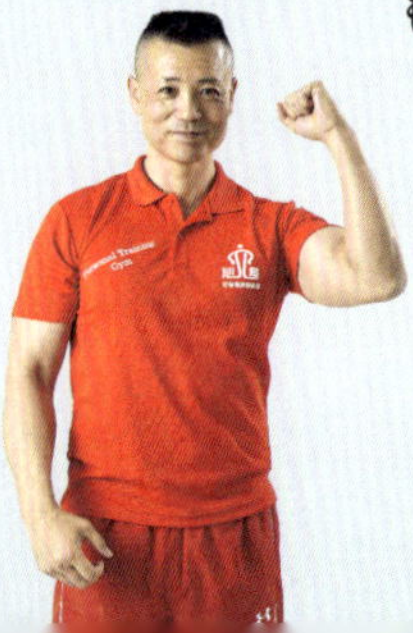

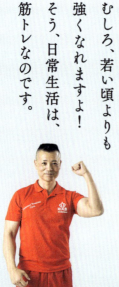

老筋トレ
1

目覚めたら
起き上がる

[腹圧チェック]

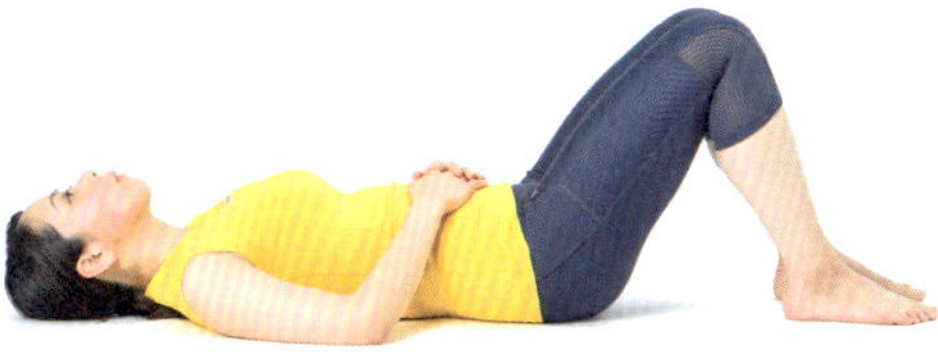

↓

腹筋の上側
[上体を起こす]

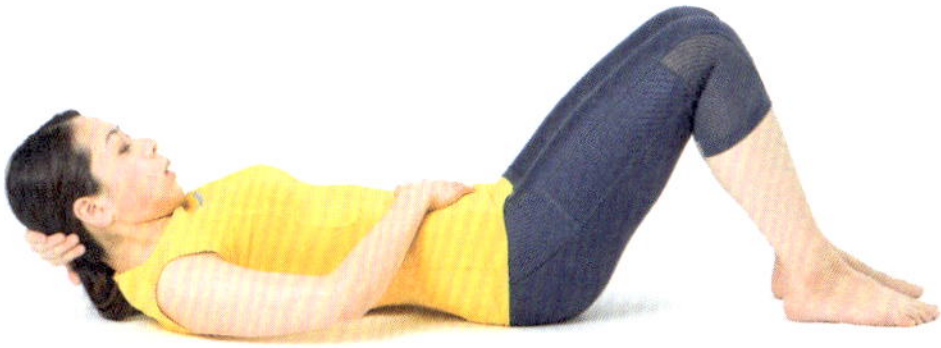

↓

腹筋の下側
[下側を起こす]

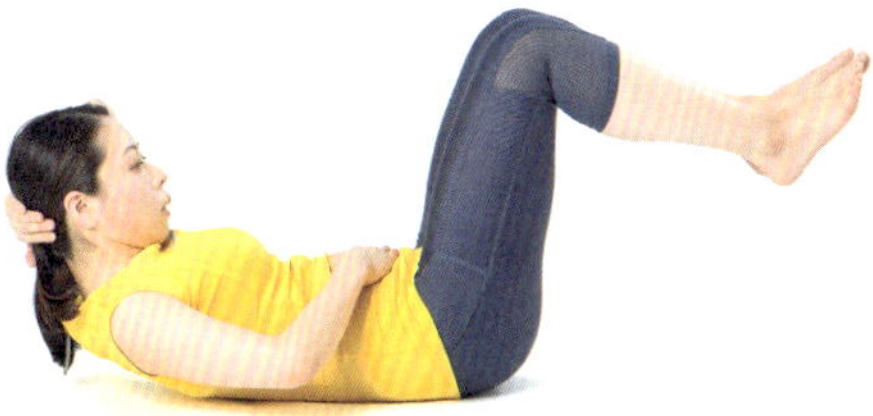

老筋トレ 2 体を立たせる

[腕立てふせ その1]

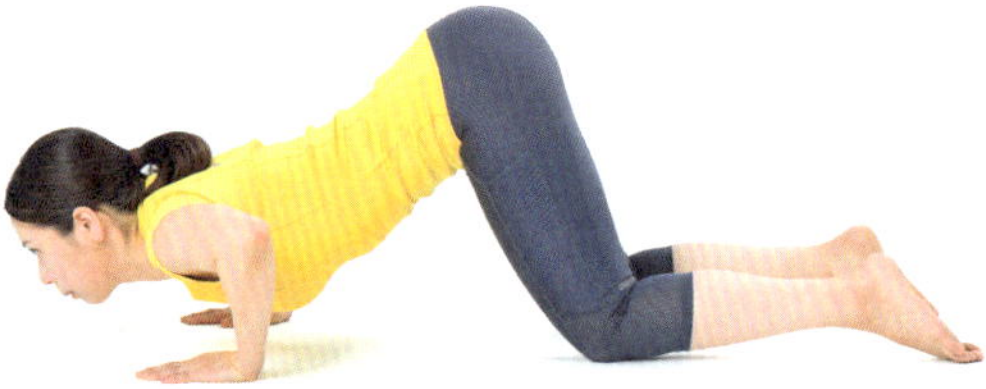

↓

[片足スクワット]

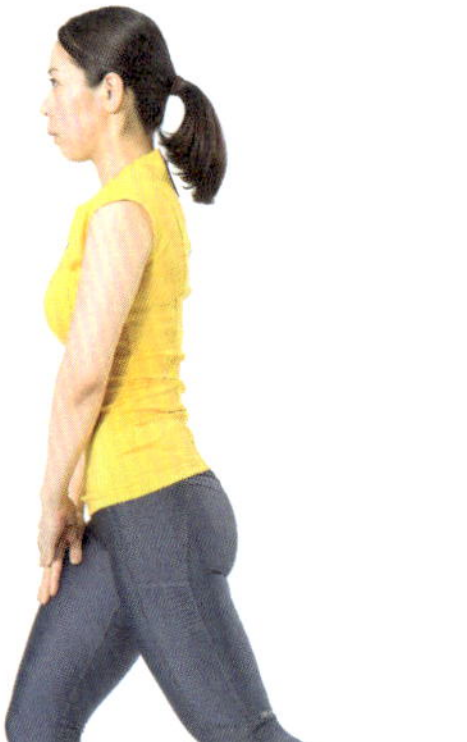

老筋トレ 3 イスに座る

[両足スクワット その1]

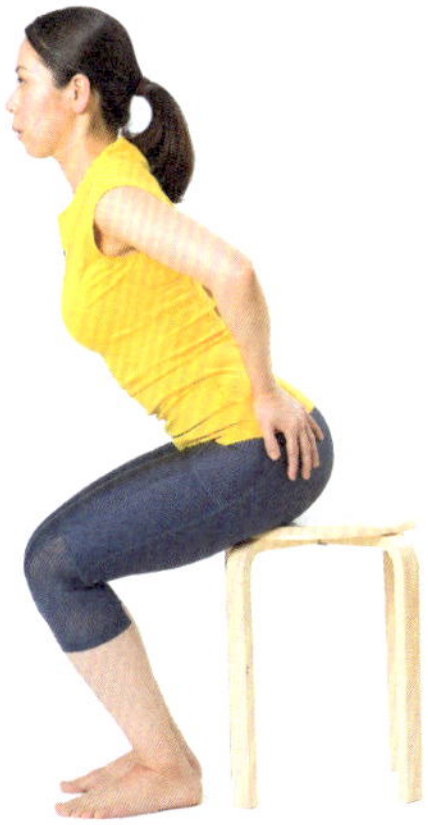

老筋トレ 4 イスから立ち上がる

[両足スクワット その2]

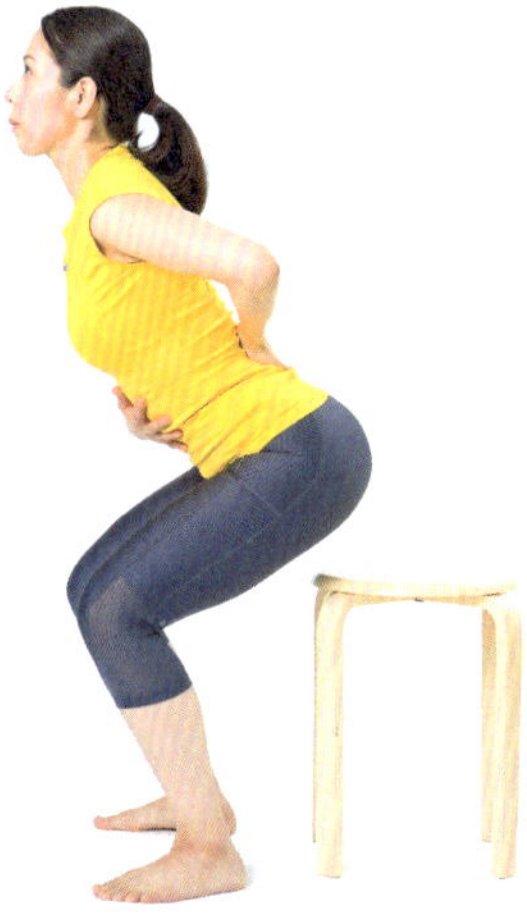

老筋トレ 5 歩き出す

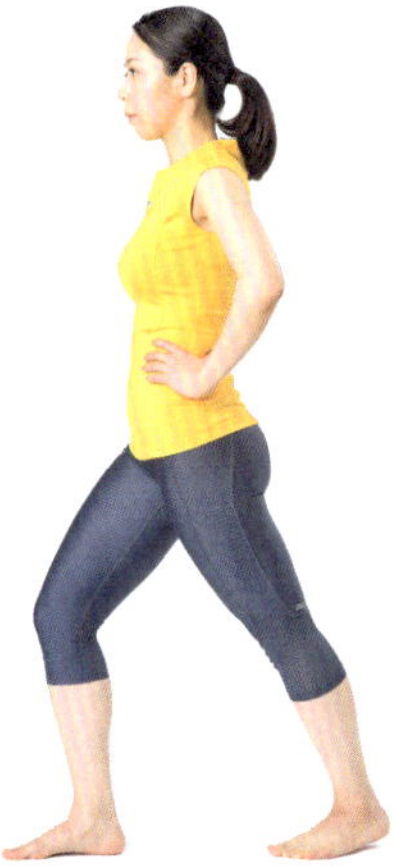

［交互に踏み出す］

老筋トレ 6 段差を越える

［腹筋 その1］

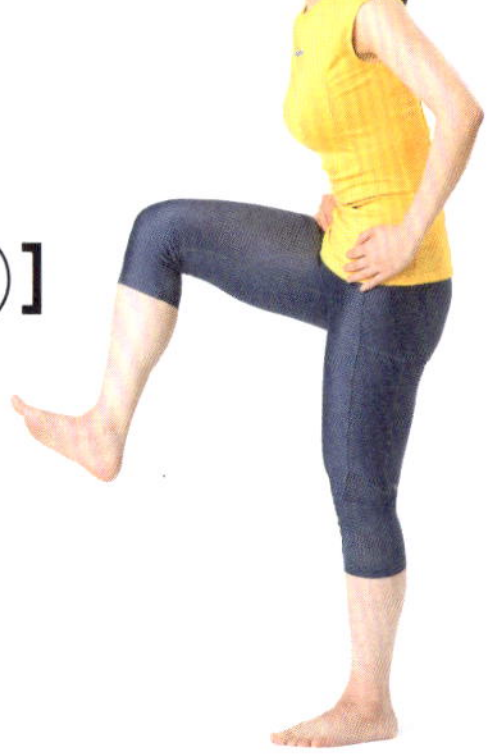

［腹筋 その2］

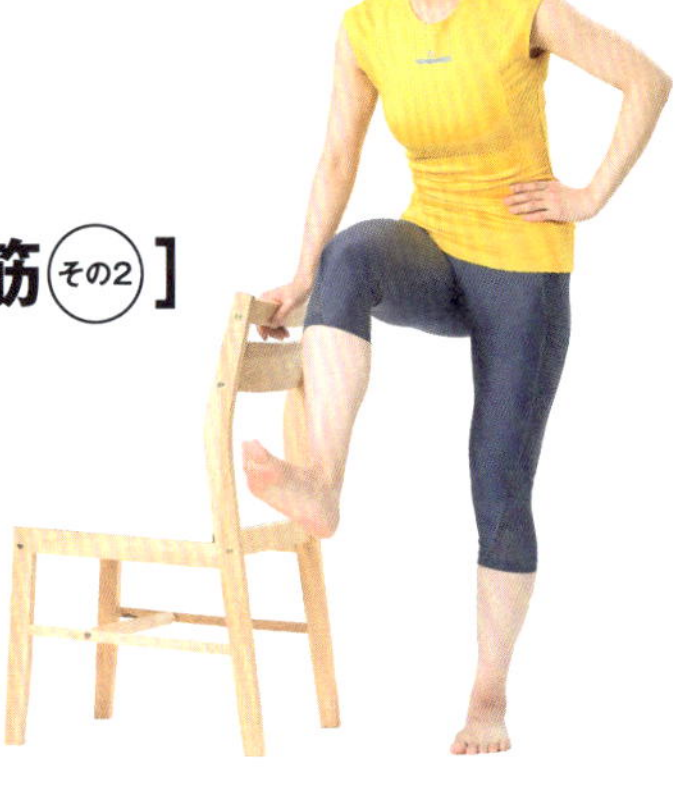

老筋トレ 7

階段を上り下り

[片ひざスクワット]

階段上り編

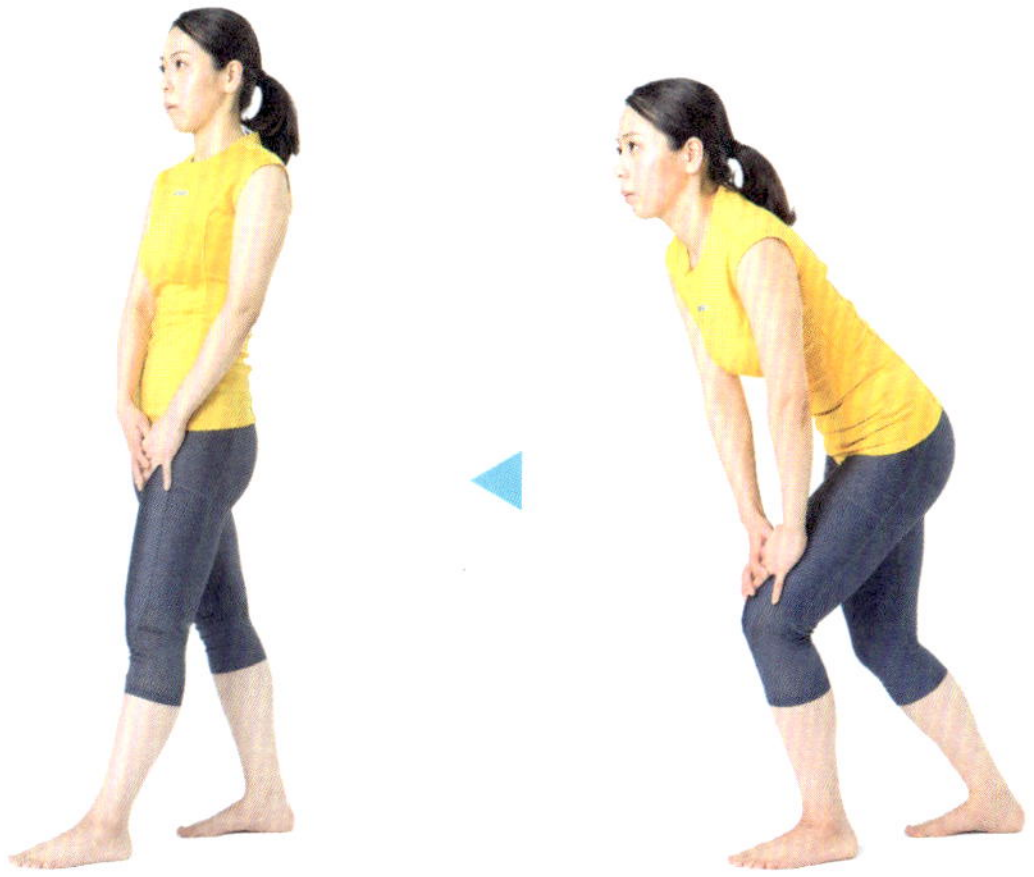

[片ひざスクワット]

階段下り編

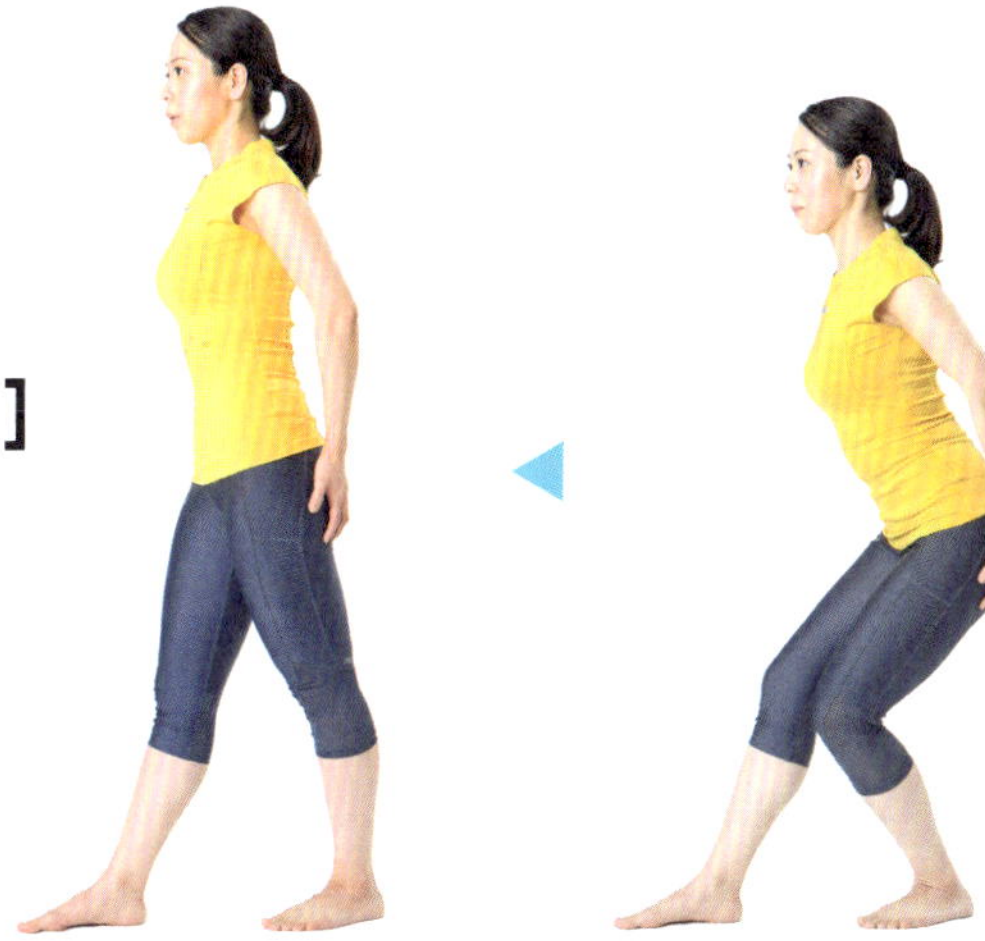

CONTENTS

第3章
「老筋トレ」の基礎知識

企画・編集……樺木宏（株式会社プレスコンサルティング）
編集協力……加藤純平（株式会社ミドルマン）
デザイン……三枝未央
撮影…………佐々木宏幸
モデル………齊藤加代子

第1章

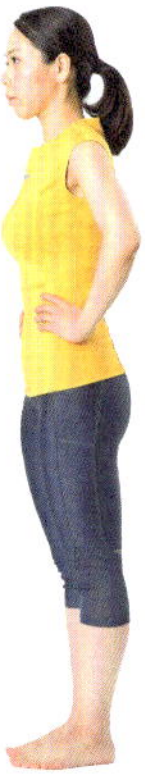

なぜ運動嫌いでも、「老筋トレ」にハマるのか？

孫をかついで迎賓館の坂道を2往復した、82歳のおばあちゃんのエピソード

私が指導しているお客様に、82歳の女性がいます。

彼女のエピソードを聞いて、私の指導法が〝自信から確信〟へと変わりました。

何があったのかというと、**82歳の女性が孫をおんぶしながら、かなり急な勾《こう》配《ばい》の坂をラクラクと、しかも駆け足で上った**というのです。

その日は、幼稚園に通う3歳の孫を迎えに行っていたそうです。自宅は坂の上にあり、いつものように手をつないで帰ろうとしていました。すると、孫が急に叫んだそうです。

「ウンチがしたい！」

と。しかも、

「もう漏れそう」

と言うのです。

一大事です。

急がなければ間に合いませんし、お孫さんに走る余裕はない。女性はとっさに孫をおんぶし、急いで坂を駆け上がりました。

ちなみに、その坂というのは自転車で上ろうと思えば、若者が立ち漕《こ》ぎしても上りきれるかどうか難しいほどの勾配。そんな坂を15キロ近くあるお孫さんを担いで上り切ったのは、普段のトレーニングの賜物《たまもの》でした。

この方は長年ダンスをされてきた方でした。こう言うと「彼女は特別だ」と思われるかもしれませんね。

たしかに運動神経は良い方ですし、体は柔らかい。しかし、私のジムに初めて来られた10年前は、筋力が十分にあるとは言えない状態で、体力の低下やひざの痛みなど加齢にともなう体の不調を抱えていました。

つまり、運動経験者ではあるものの、「スーパーおばあちゃん」だったわけではありません。彼女いわく、

「トレーニングをはじめた70歳の頃よりも体の調子がよくなった」

10年前の、70歳頃に、同じ坂道ダッシュができたかといえば、かなり難しかったでしょう。

トレーニングや筋トレというと、わかりやすい結果に目が行きがちです。例

えばゴルフの飛距離が伸びるなどは典型例。日常生活への効果は実感しづらいものですが、この女性がお孫さんの緊急事態を救ったように、ふとした瞬間で筋トレは活きてくるのです。

別に「坂道を駆け上がりましょう」とは言いませんが、塵《ちり》も積もれば山となるで、日々のトレーニングで培《つちか》った筋力によって、こんなにも変わってくるのです。そして、それは今この本を読んでいるあなたも例外ではありません。

筋トレは何歳からでも始められる

昨今の筋トレブームもあり、若者を中心にトレーニングをやり始める方が増えています。

もしかすると、筋トレブームを尻目に、あなたはこう思ってはいないでしょうか。

「歳も歳だし、自分には関係ない」

断言しましょう。

筋トレは何歳からでも始めることができます。

しかも、何歳であっても、トレーニングの効果をしっかりと実感することができます。ひ孫がいておかしくない年代でも、普段から杖《つえ》が手放せない方でも、継続することにより、効果が確実に出ます。

私は実際に80代の方を指導していますが、トレーニングのたびに体が変わっていく様子を目の当たりにしています。

先ほどの坂道を走った女性がトレーニングをスタートしたのは70歳の頃でした。70歳から80歳という、体力も筋力も著しく落ちる時期にもかかわらず、筋力維持どころか、これまで以上にアップしている。人間の体はそんな可能性を秘めているのです。

彼女は現在、82歳ですが、今でもお孫さんをラクラクと抱っこします。お孫さんは、

「おばあちゃん抱っこしてー！」

とは言いますが、

「おじいちゃん抱っこしてー！」

とは言わないそう。幼いながら、「誰なら抱っこしてもらえるか」見ているの

でしょう。その点、おばあちゃんにはラクラク抱っこしてもらえるから、ついつい甘えてしまうのです。

つまるところ、**トレーニングに年齢は関係ありません。そして、トレーニングを始めるのに「遅すぎること」もありません。**

しかし、早いに越したことがないのも事実。加齢とともに筋力が落ちていきますし、歳を取れば取るほど、体を動かすことも、新しいことを始めるのも億劫《おっくう》になります。

当たり前ですが、今後の人生のなかでもっとも若いのは〝今この瞬間〟です。

「もう歳だ」とあきらめるのはまだ早い。

この機会にぜひトレーニングをやってみませんか。

「ケガ」の危険がある筋トレは不要

筋トレというと、ダンベルやバーベルをガシガシと持ち上げる……そんなイメージがあるかもしれません。

私はボディビルダーとしても活動していますが、マッチョな肉体を目指すのであれば鉄の塊を持ち上げることは欠かせないでしょう。

トレーニングの目的は人それぞれ。

日常生活の「シンドい」場面を減らしたり、お孫さんやお友達と活発に遊ぶのであれば、**過酷なトレーニングは一切必要ありません**。実際に、この本でお伝えするトレーニング内容は、自宅ででき、おもりも一切不要。日常生活の何気ないひとコマで、気軽に行うことができる内容となっています。

そもそも私は、「重さ」を追求する筋トレの方法に大きな疑問を感じています。

書店やテレビで「高齢者向けトレーニング」をよく見かけますが、あの手の特集を見ていて感じるのが、

「こんなにやる必要あるの？」

ということです。

というのも、**年配者向けに提唱されている多くのトレーニング法が、〝若いスポーツ選手のトレーニング方法を引用したもの〟**だからです。

さすがに簡単な内容にアレンジされていますが、「若者向け」「スポーツ選手向け」の理論や考え方を、そのまま高齢者に持ってきています。目的も体の状

態も違うのですから、少々乱暴ではないでしょうか。

間違ったトレーニングや無理のある動作をしてしまうと、時間がムダになるだけでなく、ケガの元となってしまいます。

この本でお伝えするトレーニングは、従来の偏《かたよ》った考え方ではなく、

「年配の人にとって、本当に必要な筋肉は何だろうか？」

そして、

「普段の生活のなかで、ストレスなくやってもらうにはどうすればいいか」

という考え方をベースに考案しました。

繰り返しますが、「筋トレ」と言われて、一般の方がイメージするトレーニングは一切必要ありません。

こう言うと、今度は逆に「本当に効果はあるの？」と思われるかもしれません。しかし、辛い筋肉痛をともなうようなトレーニングでなくても、普段の生活に1アクセント、2アクセント加えるだけで、十分な効果を得ることができるのです。

加齢とともに自然と筋肉量が低下していきますから、日常生活でシンドい場面が増えてきます。しかし、簡単なトレーニングによってそんな状況にストップをかけ、楽に動ける体を手にすることができるのです。

息子に無理やりジムに連れて来られた“頑固おじいちゃん”を変えた「ひと言」

私のジムのお客様には、高齢者の方が多くいます。入会のきっかけとして意外と多いのが、お子さんからすすめられるケースです。

自分では、昔と変わらずピンピンと元気に動いているつもりでも、お子さんから見ると明らかに姿勢が悪くなっていたり、体が小さくなっています。加えて、「階段を上るのがキツくなってね」などと、ふとした瞬間に、体の変化について聞くことも増えています。

自分の両親に、いつまでも強く元気でいてほしいというのが子どもの願いですから、私のもとへ相談しに来るというわけです。

ある日、息子さんといっしょに来られた年配の男性がいました。

「人から教わるのが苦手」という理由で、ジムを毛嫌いされる方は少なくありません。この方は、それにプラスして、

「スポーツ選手になるわけじゃないし、辛くてキツい筋トレなんかするか！」

と、始まる前から頑《かたく》なでした。

実際にトレーニングを始めても一切興味を示しません。「息子に言われたので来てはみたが、本当はやりたくない」という顔をしていましたが、何とかなだめて簡単なトレーニングからやってもらうことにしました。

まずは、ベーシックな種目である、スクワットを提案。しかし、依然としてよいリアクションではありません。

そこで、私は言い方を変えてみたのです。

「スクワットしましょう」

ではなく、
「イスの立ち座り運動をしましょう」
と。

すると、一瞬にして男性の目が変わりました。

「イスの立ち座り運動をしてみませんか？　下半身の筋肉が増えると、イスから立ち上がったり座ったりが、楽にできるようになりますよ」

ダメ押しでこう言ったところ、今までのリアクションが嘘だったかのように、トレーニングに向き合いはじめたのです。

スクワットも「イスの立ち座り運動」も、実はやることは同じ。言い方が違うだけです。たしかに「トレーニング」や「筋トレ」と言われると、仰々《ぎょうぎょう》しく思えるかもしれませんね。

ところが、高齢者の方は多かれ少なかれ、日常生活にちょっとシンドい場面が出始めるもの。毎日でなくても季節ごとだったり、「あの坂が辛い」といった場面に出くわす機会が増えてきます。

この本でお伝えしたいのは、筋肉をたくさんつける本格的な筋トレではなく、日常のシンドいポイントを減らすためのトレーニングなのです。

ですから、

「もっともっと筋力をつける！」

というアツい考え方ではなく、

「日々の困りごとを減らす」

という目的のためにやってみてほしいのです。

筋トレをすると、日常生活も活動的になる

長年トレーナーをしていて実感するのが、「トレーニングによって、性格まで変わる」人が多いということです。体にもよい変化が起こりますが、それ以上に、性格が明るくなり、日々の活力が上がっていきます。

大まかな流れはこうです。

トレーニングを続けていると、「できること」が増えていきます。例えば、「はじめた頃は３回がやっとだったトレーニング、今では余裕でできる」というのもトレーニングによる成功体験です。あるいは、買い物袋を持つことが苦ではなくなった、というのもそうですね。

こういった体験が自信につながるのです。

すると、「他のこともしてみようかな」と心が前向きに変わっていきます。
例えば、昔は趣味でやっていた日曜大工を再開したり、ハイキングに行ったりと活動的になるのです。

ハイキングほどアクティブでなくても、出かけることが苦ではなくなる方は多く、同窓会の幹事を進んで引き受けるようになった方もいらっしゃいました。
その方は、同窓会では、仲間にトレーニングを指南する側になっていたそうです。

もしトレーニングをしていなかったら、せっかく同窓会の誘いがあっても「めんどくさいな……」と思って断っていたかもしれないと、彼は言います。

歳を重ねると、体の自由がきかなくなってくるので、家にひきこもりがちです。

こうなると、悪循環が始まります。

自分が出かけられないからといって、

「どこに行くんだ、何時に帰るんだ、俺の晩飯はどうなってるんだ」

と妻の行動に何かと干渉するようになってしまいます。

妻も仕方なく家にいるようになり、ストレスも溜まっていきます。こうなると、些細《ささい》なことでトラブルになることが増えてしまうでしょう。

一方、夫が活動的になれば、妻も自分の時間ができます。

ある時、

「おかげさまで私も旅行に行けるようになりました」

と感謝されたことがありました。

「じいさんはじいさんで、外で友達たちと集まってワイワイやって、私は親友たちとミカン狩りやバス旅行に行くのよ」

と。

活動的な両親を見れば、子どもたちも心配しなくてすみます。

そう、みんながハッピーになるのです。

では、こんなふうに活動的になるには、どうすればいいのでしょうか。それがトレーニングです。そして、ジムに通わなくても、自宅でも十分効果を得ることが可能なのです。

運動神経は関係なし！
むしろ運動嫌いほど効果がでる

日々指導をしていて、「筋トレって素晴らしい！」と思うのは、運動神経やセンスを必要としないことです。

通常のスポーツでは、センスやリズム感が要求されます。それゆえになかなか手が出にくいということもあるでしょう。未経験のスポーツをはじめるとなれば、誰もが躊躇《ちゅうちょ》するのと同じです。

また、ジョギングなどの有酸素運動をするにしても、心肺機能が低いとすぐに辛くなってしまいます。若い頃も息が苦しかったのに、歳を重ねてからではとてもやる気になれません。

ウォーキングや散歩にしても、翌日になるとひざや腰が痛くなるからと、長い距離を歩くことに抵抗がある人もいるでしょう。

ところが、今回ご紹介する老筋トレは、心肺機能への負担もほぼないですし、運動神経もリズム感も不要です。しかも、回数、頻度は少しでＯＫ。まさに、いいことずくめなのです。

さらに言えば、運動が嫌いで、これまでやっていなかった人ほど効果がでます。

嘘のような話ですが、理屈は単純。

考えてみましょう。

これまで何もトレーニングをしていない人は、スタート地点に立っているようなもの。例えば、これから英語を覚えるとしたとき、覚えた単語の分、成長することになりますよね。同じ理屈で、運動嫌いな人ほど、目の前に広がっているのは伸び代《しろ》だけなのです。

ベースとなる必要最低限の筋肉は誰の体にもついていますが、トレーニングをしてこなかった人は上手に筋肉を使う能力が足りていないのです。筋能力のスイッチを教えてあげるだけで、つまり、**老筋トレ**をしたタイミングで効果が出始めます。

実際、私のもとにも、

「運動が大嫌いで、学生時代は仮病を使って体育の授業を休んでいた」

という方がいらっしゃいます。

こういった人たちほど、筋トレの効果を実感しやすく、何をやっても成長しますから、トレーニングの虜《とりこ》になる人が続出するのです。

私のジムに通う人の多くが、

「これまで運動嫌いで、運動神経ゼロの私が、こんなに続くとは思わなかった」

と語っています。

しかも、運動嫌いだった人ほど、5年10年とジムに通い続けていただいています。ですから、

「運動音痴だから」

「これまで運動とは無縁だったから」

そんな理由で、トレーニングを避けるのは非常にもったいないのです。

もちろん、これまで肉体労働やゴルフなどのスポーツをやっていた方も、十分効果を実感することができます。

高齢者の筋トレの基本は「感じる」（見る・聞く・触る）三感筋にあり

この本でお伝えするトレーニングを行う際に、ぜひとも守っていただきたい〝ルール〟があります。それが**「感じながら」トレーニングを行う**ことです。

この有無で、効果に雲泥の差が生まれます。せっかくやるなら、効率のいいほうを選びたいですよね。

加齢によって、認知機能などの〝体の感覚〟はどうしても落ちてしまいます。

ためしに手を合わせてお祈りのような形で、両手を握ってみてください。そして、ご家族やお友達に適当に指をさしてもらい、指定された指を動かしてみてください。

「ええと、右手の薬指だから、こうやって……」

と、意外に時間がかかるのではないでしょうか。

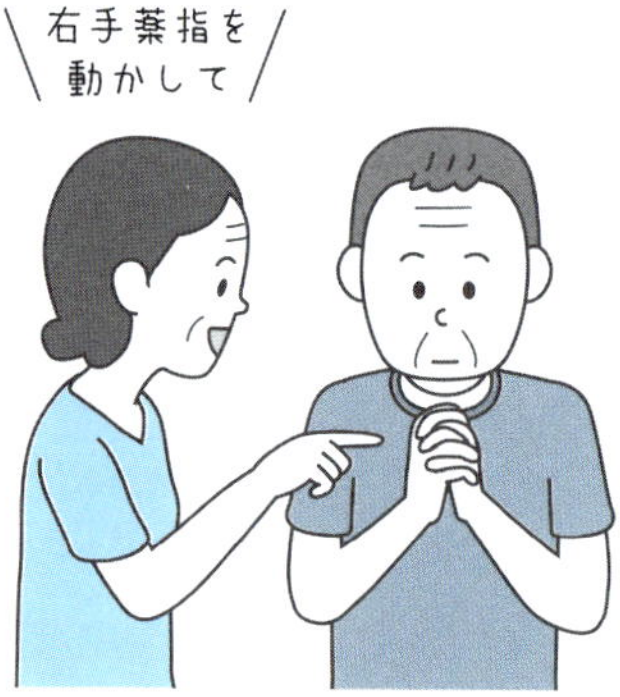

では、同じようにして、今度は指を指定してもらうときに、ただ指差すだけでなく、同時に触れてもらいましょう。先ほどよりも反応が早くなったのではないでしょうか。このとき、頭の中の処理がスムーズになった感覚を持つと思います。

つまり、聴覚と視覚に、新たに触覚が加わるだけで、感覚が鋭くなる。感覚が鋭くなれば、意識が高くなり、筋能力も上がっていく。トレーニングの効率も格段に上がります。

よく効率的なトレーニングのコツとして言われるのが、
「鍛えたい筋肉を意識しましょう」
というアドバイス。

鍛えたい部位を頭のなかで意識すると効率が上がります。これは事実なのですが、一方で、きちんと意識できない人のほうが多いのです。「足に力を入れてください」と伝えても、ついつい歯を食いしばって顔に力が入っているなんてことも。

だからこそ、私はやみくもに筋力を意識することは推奨しません。代わりに、「三感」を意識することを推奨しています。やり方は簡単です。

トレーニングをする際に、「見る・聞く・触る」の3つを加えるだけ。

まずは、トレーニングの際に、鍛えたい筋肉を見ます。まずは視覚に訴える。そして、鍛えたい筋肉を手で触る。これが触覚です。

最後に、腕なら、

「腕、腕、腕、腕」

と使っている筋肉を言葉で発します。聴覚ですね。このように五感のうちの三感を意識させている（鍛えたい）筋肉を、私は**「三感筋」**と読んでいます。

こうやって五感のうち、３つを刺激することで、どこの筋肉をどんな感覚で動かしているか、強く〝意識〟することができるのです。

オーバーなくらいがちょうどいいのです。家のなかなら人目を気にする必要もありません。恥ずかしがらずにやってみましょう！

トレーニングは週2回、1セット回数は4~5回でOK！

筋トレというと、たくさん量をこなさないといけないイメージがあるでしょう。

しかも、この本でお伝えする「老筋トレ」は、負担がかなり少ない内容ですから

「毎日やらないと効果がないのでは？」

と思われるかもしれません。

しかし、頻繁にやる必要はありません。頻度は、**週に2回**だけで問題なし。

さらに、一度に何十回もやる必要はありません。

1セット4～5回で十分です。

私がこんなふうに言うと、

「そんなに少ない回数で、本当に効くの？」

と思われるかもしれませんね。

たしかに、筋肉に刺激を与えるには、強い負荷が有効です。重いものを持ったり、回数を多くしたり。ところが、それは筋力をたくさんつけたい人の話です。

マッチョを目指す人と同じメニューにする必要はないのです。

そもそも、この本でお伝えする内容は、「筋肉を発達させる」というより、筋能力を、つまり「筋肉を動かすことを脳に伝える」能力を活発にすることが目的ですから、**週2回、1度に4～5回で十分**というわけです。

繰り返しますが、「多ければ多いほどいい」「重いほうが正義」ということは一切ありません。私のジムでも、お客様に来ていただくのは週にたった1回のみ。この本でお伝えするトレーニング法も、週2回で問題ありません。しかし、トレーニングの間隔を空けすぎると、脳が刺激を忘れてしまいます。週2回は維持しましょう。

また、トレーニングの回数と頻度が少なくてもいい分、集中して取り組んでもらう必要があります。手を抜いてやろうと思えばすぐに終わるかもしれませんが、しっかりやろうとすると、わずか４～５回でも、しっかり負荷が筋肉にかかってきます。

ですから、まずは回数を重視せず、できる範囲から、なるべく丁寧《ていねい》にやってみましょう。

１セット４～５回では物足りない、あるいは楽にできてしまうという方は、無理のない程度に回数を増やしても、もちろんＯＫです。

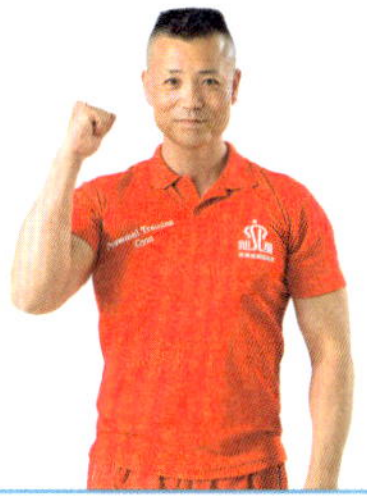

第2章

日常のストレスが
喜びに変わる
「老筋トレ」メニュー

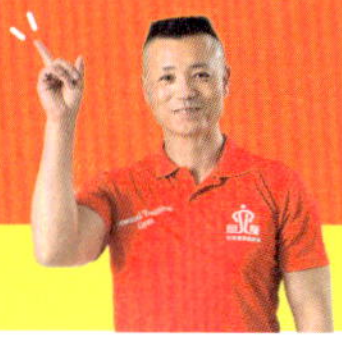

POINT！

● この本のトレーニングはすべて、
週2回、1セット4～5回でOK！

● 使っている筋肉を
声に出しましょう

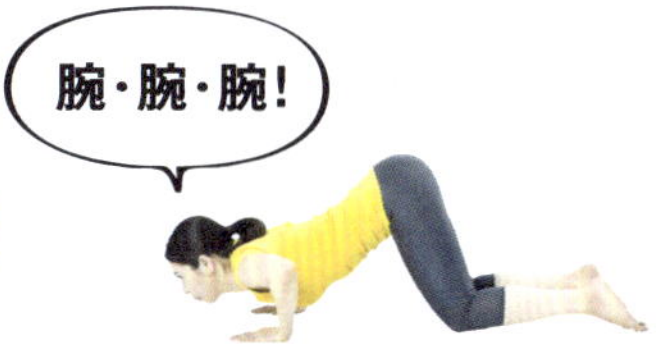

老筋トレ 1

起き上がりがよければすべてよし!

目覚めたら

起き上がる

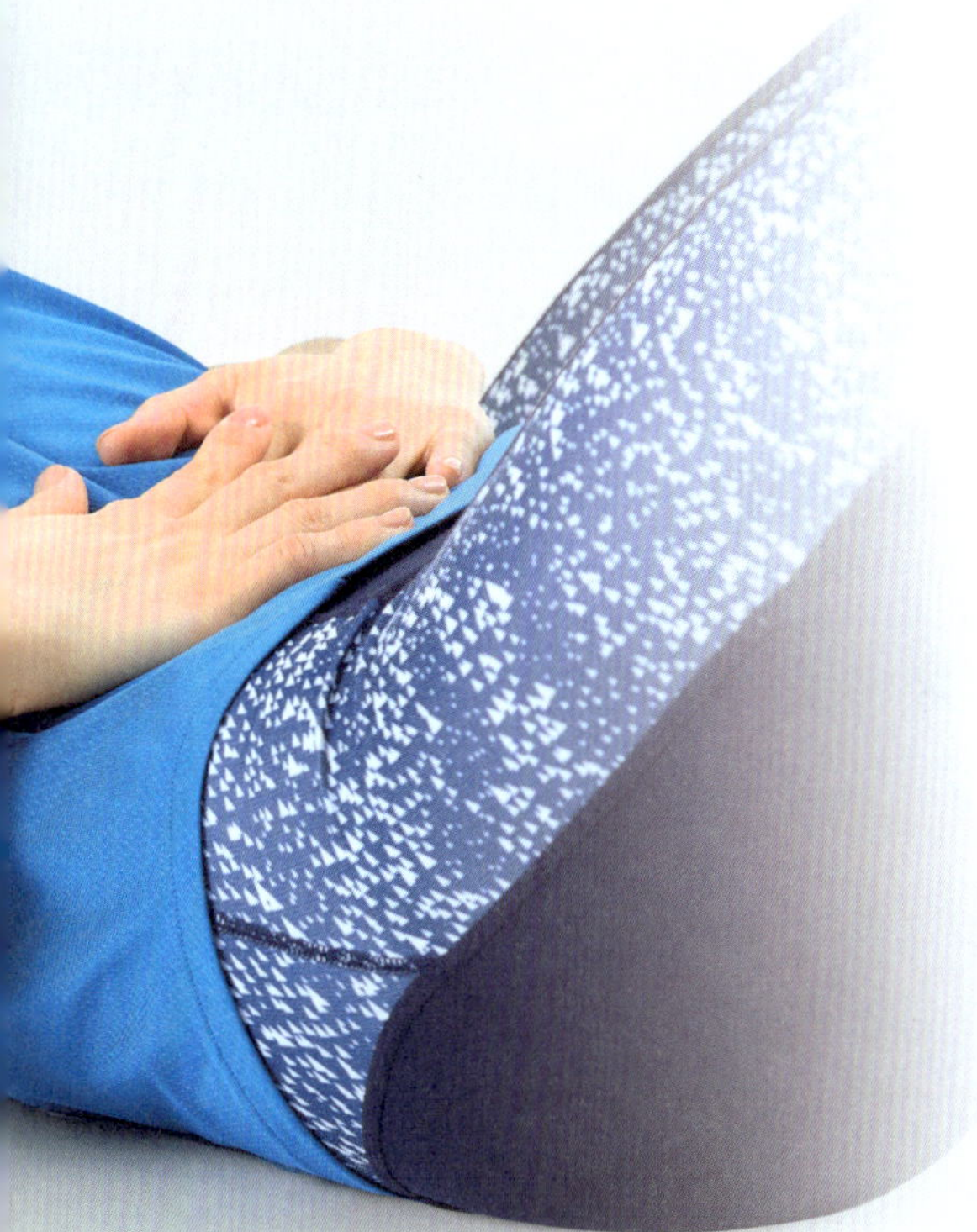

「起床」という、
基本中の基本の動作も、
歳を重ねるとひと筋縄では
いかなくなります。
それはなぜか？
体の筋力が落ち、思うように
体をコントロールできないからです。
週2回、1セット4〜5回の
簡単なトレーニングで、
〝眠っていた〟筋能力を
呼び起こしましょう！

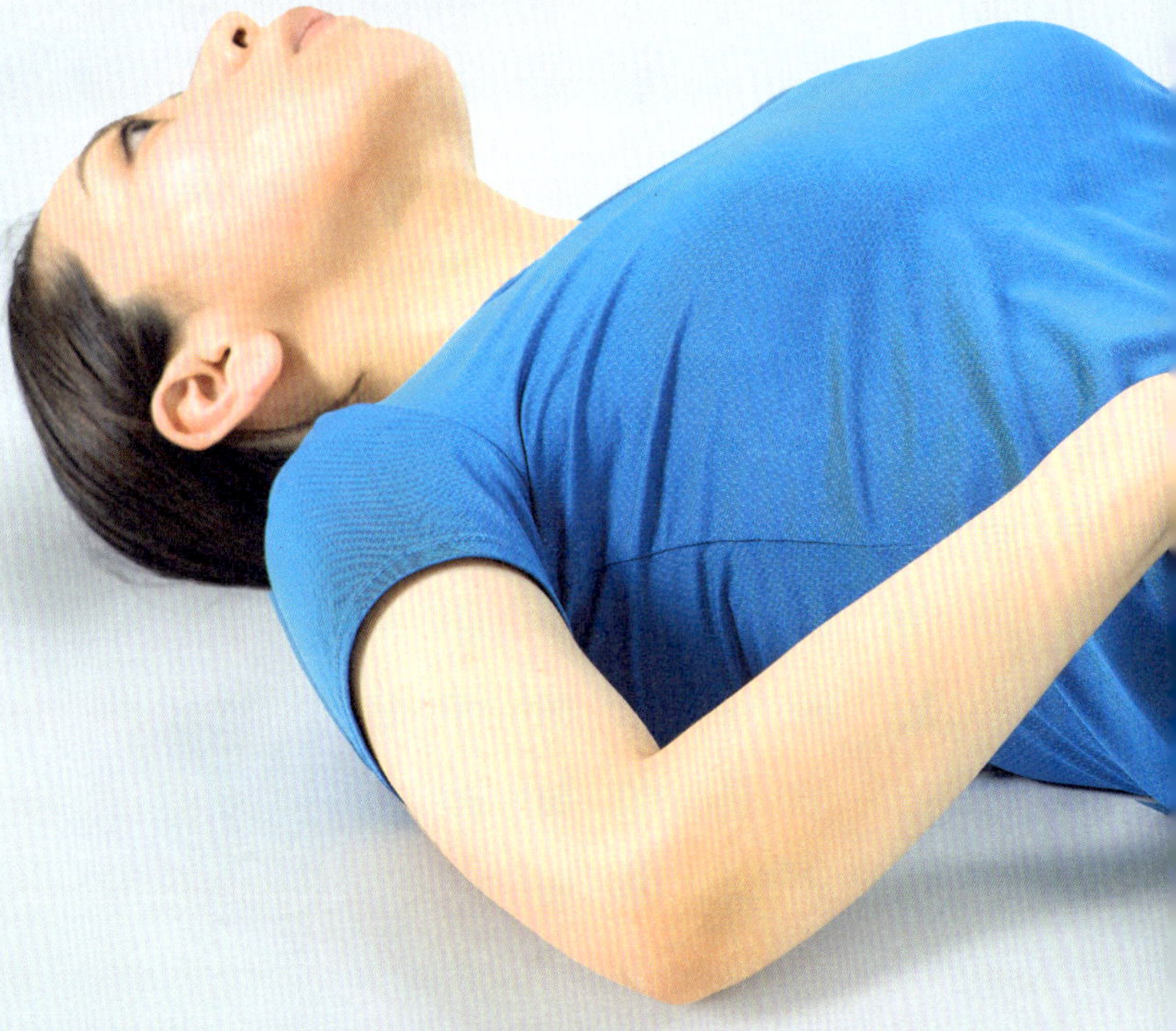

老筋トレ 1-1

＼すぐに起き上がらず／

腹圧チェック

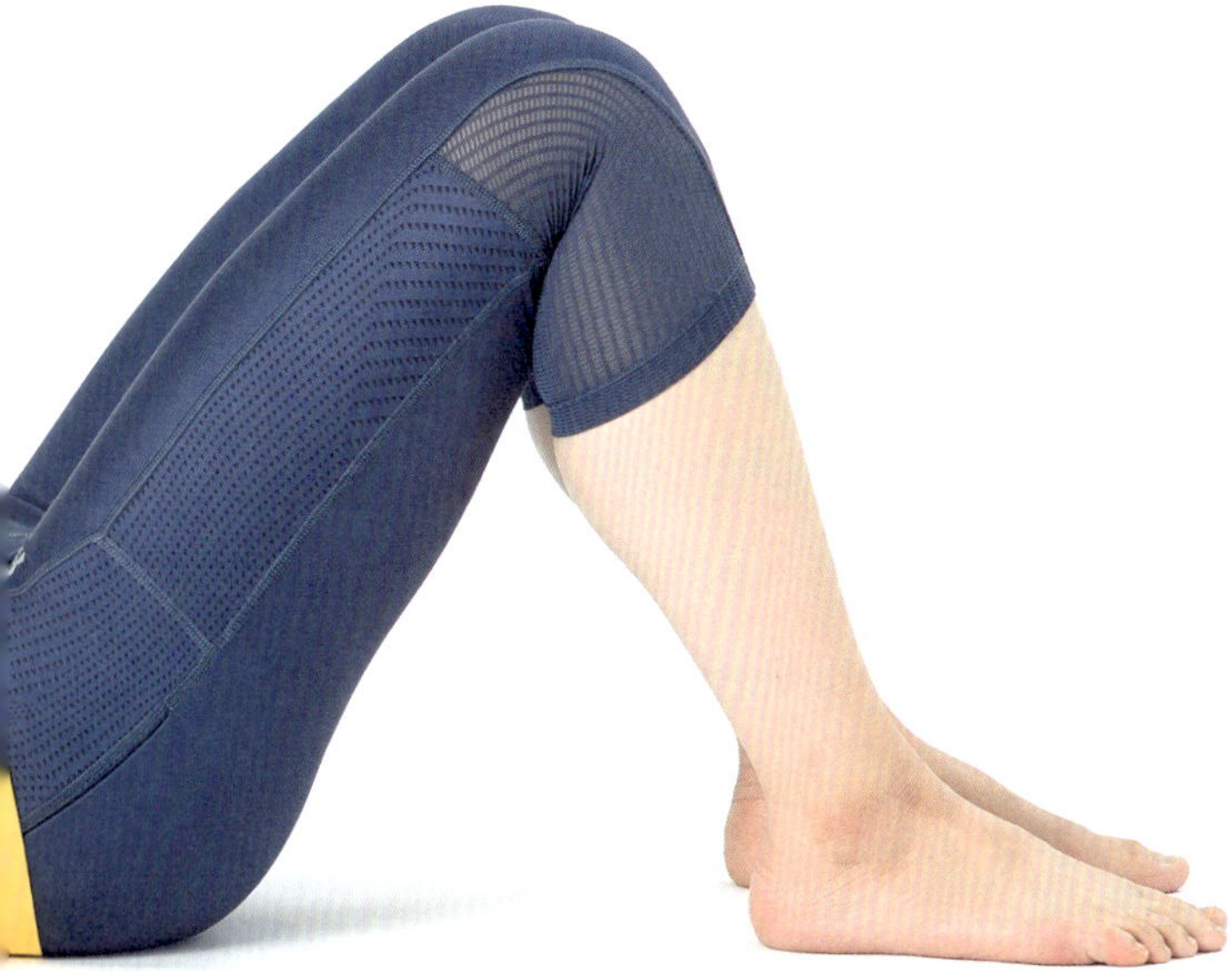

体を動かす前に、まずは、〝腹圧〟を意識します。これは、「お腹の中に力を入れる」「力む」ようなイメージです。

腹圧が高まれば、踏ん張りも効くようになります。写真を参考に、呼吸に合わせながら動作を行いましょう！

回数の目安
4〜5回

お腹に手を当てて
腹圧のチェック!

ゆっくり「吸って吐いて」
を４～５回

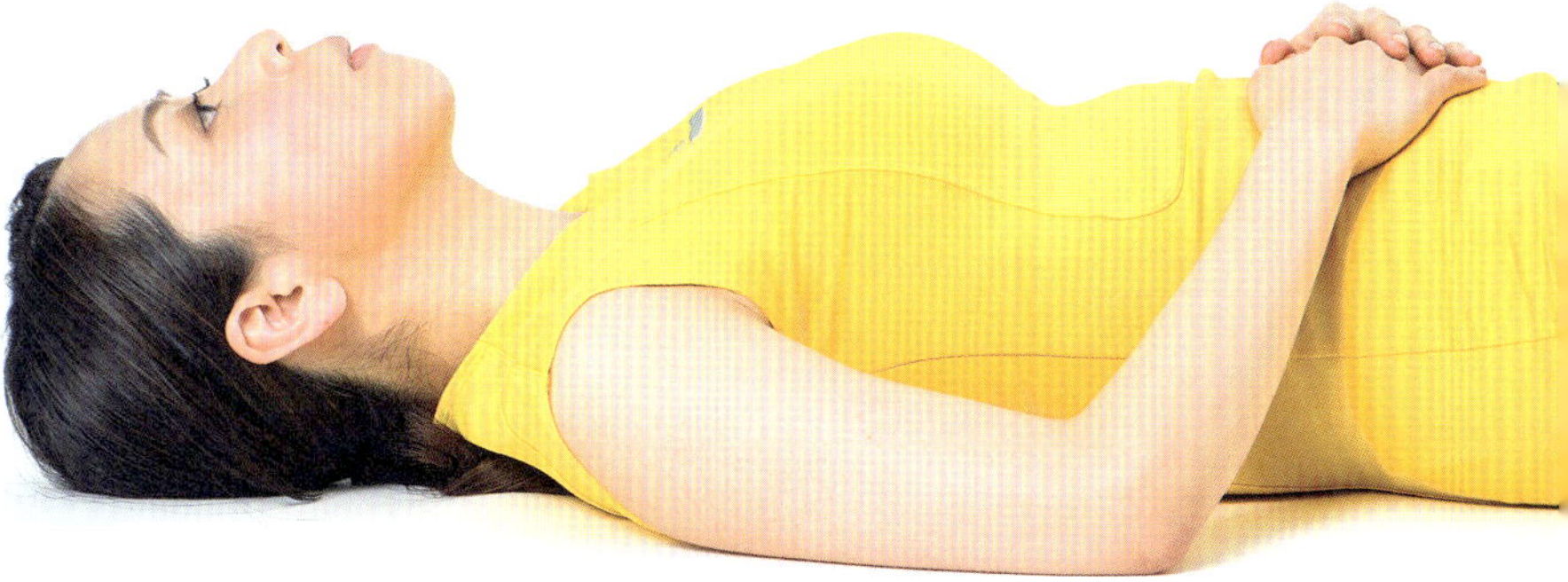

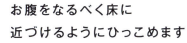

腰はピッタリ床につけて

腰を床につけたまま天井に
向かってお腹をふくらませます

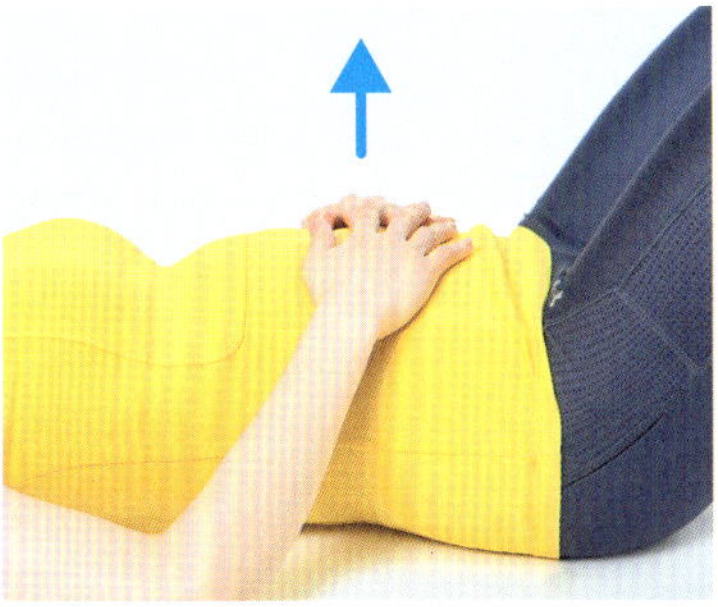

お腹をなるべく床に
近づけるようにひっこめます

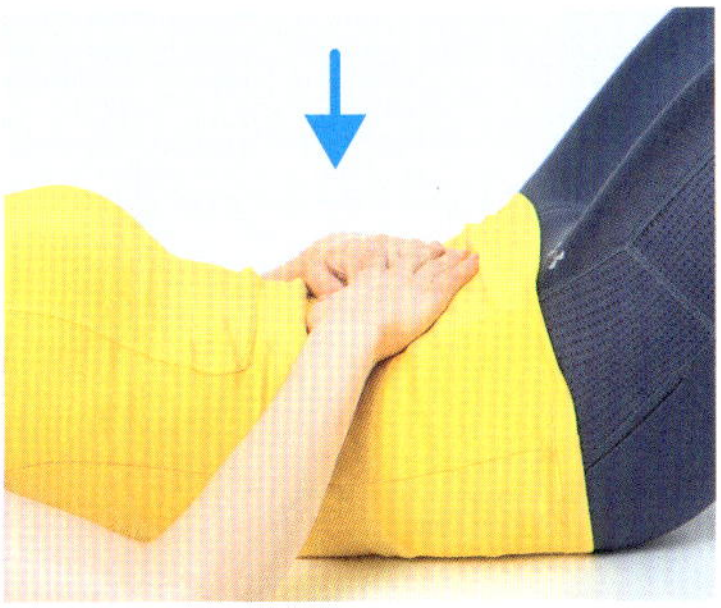

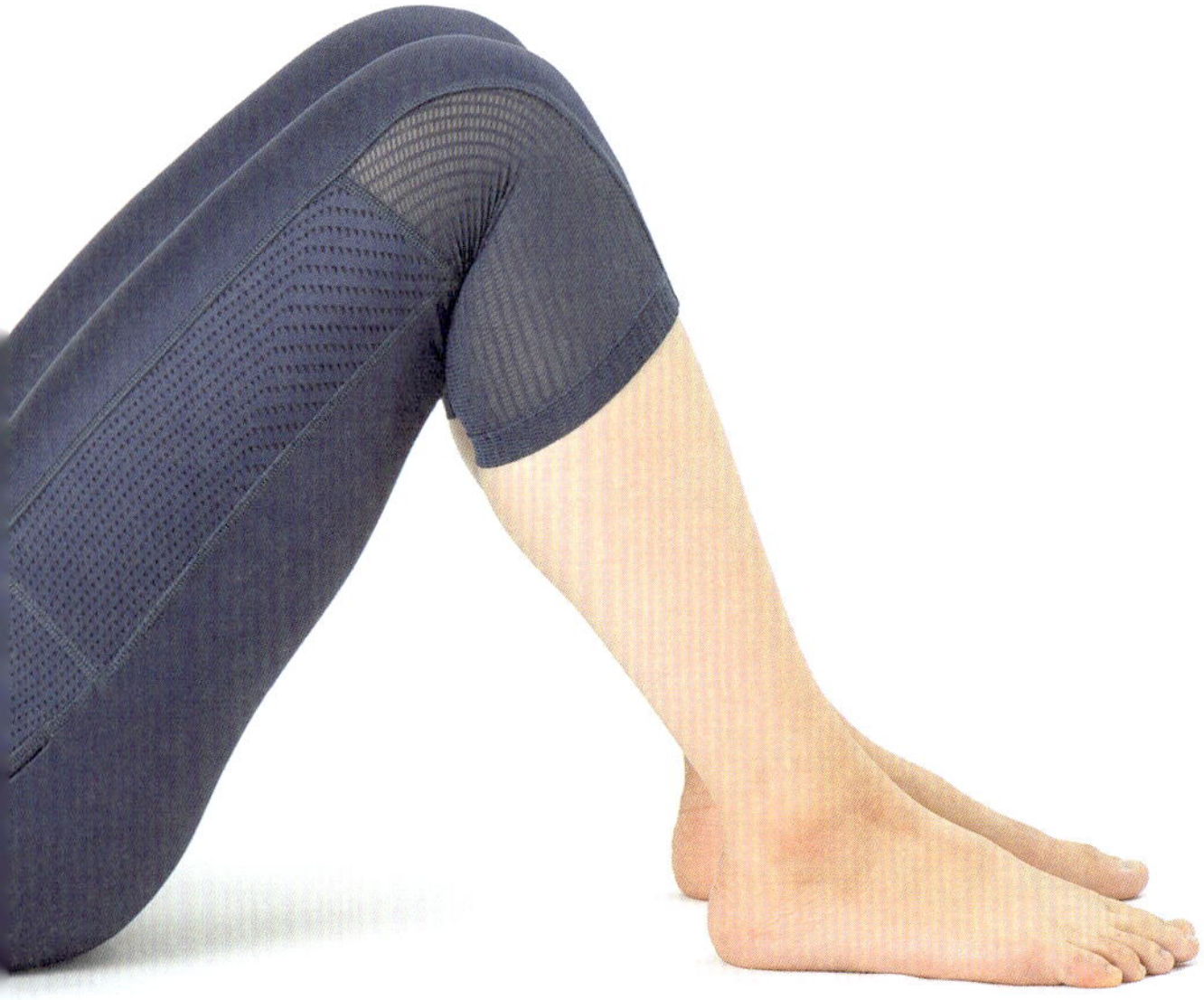

老筋トレ 1-2

腹筋の上側
上体を起こす

いわゆる腹筋ですが、このとき〝骨盤の向き〟が重要になります。左の写真のように骨盤が反《そ》っている状態はNGです。上の写真のように恥骨を前に出すようにして、「後傾」させながら上体を起こします。首に力が入りすぎないように注意してください。

なお、右手を腹筋に当てて腹筋に力が入っているのを感じてください。息を吐きながら上体を持ち上げ、吸いながらゆっくりと下ろします。

回数の目安
4〜5回

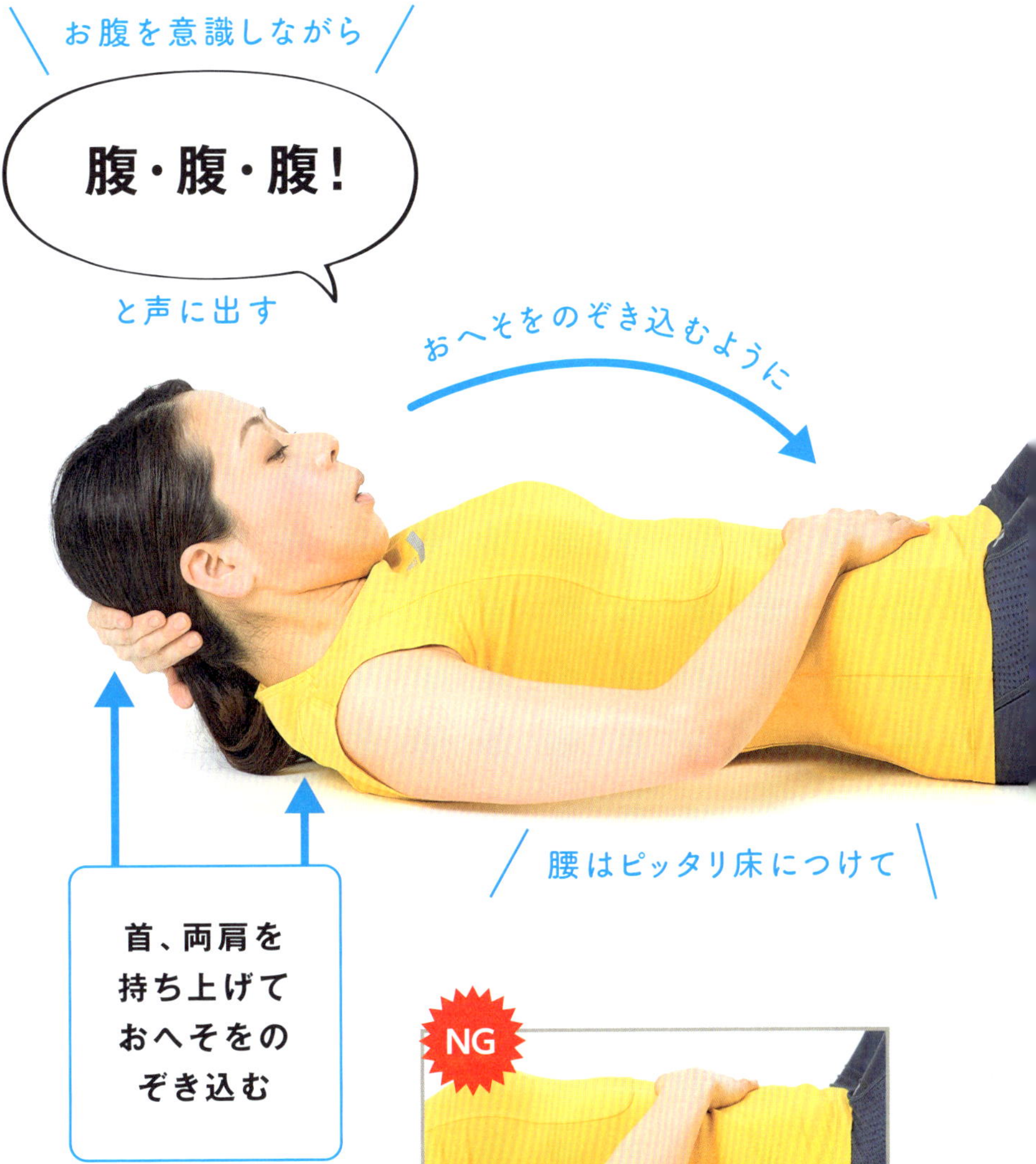
お腹を意識しながら
腹・腹・腹！
と声に出す
おへそをのぞき込むように
腰はピッタリ床につけて
首、両肩を
持ち上げて
おへそをの
ぞき込む

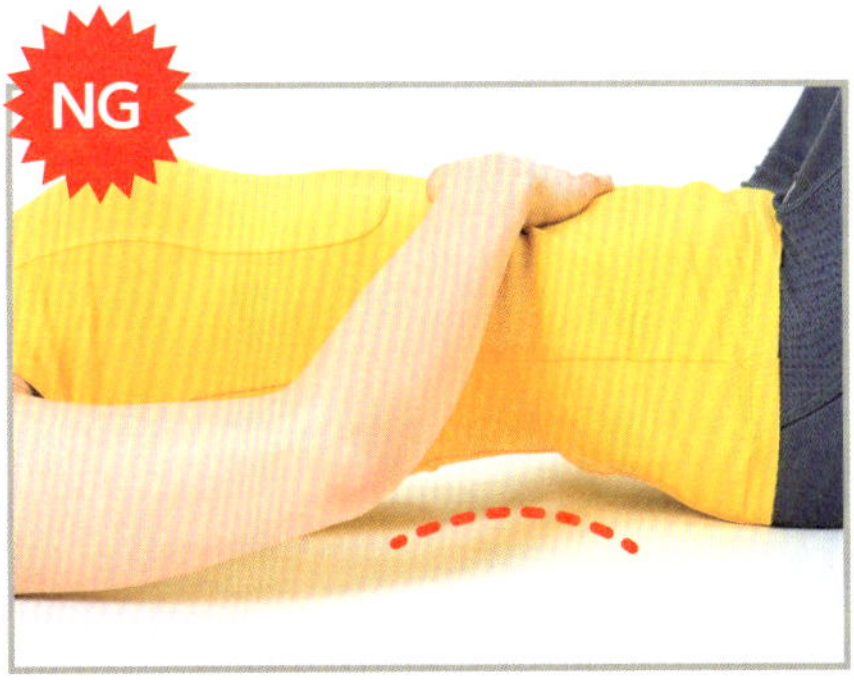
NG

❌ 腰の反りすぎはNG！

老筋トレ 1-3

＼腹筋の下側／

下側を起こす

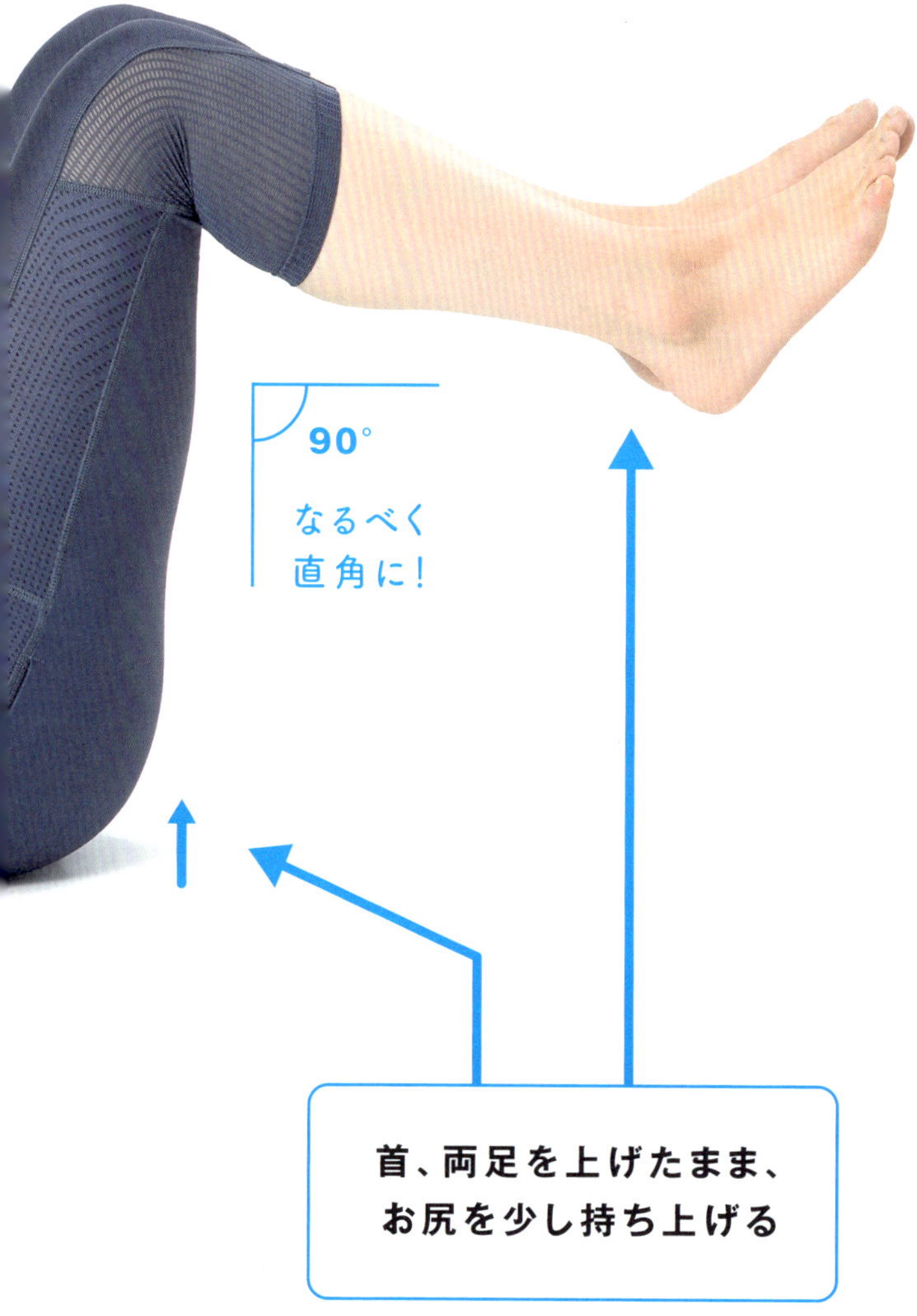
90°
なるべく
直角に！
首、両足を上げたまま、
お尻を少し持ち上げる

回数の目安
4〜5回

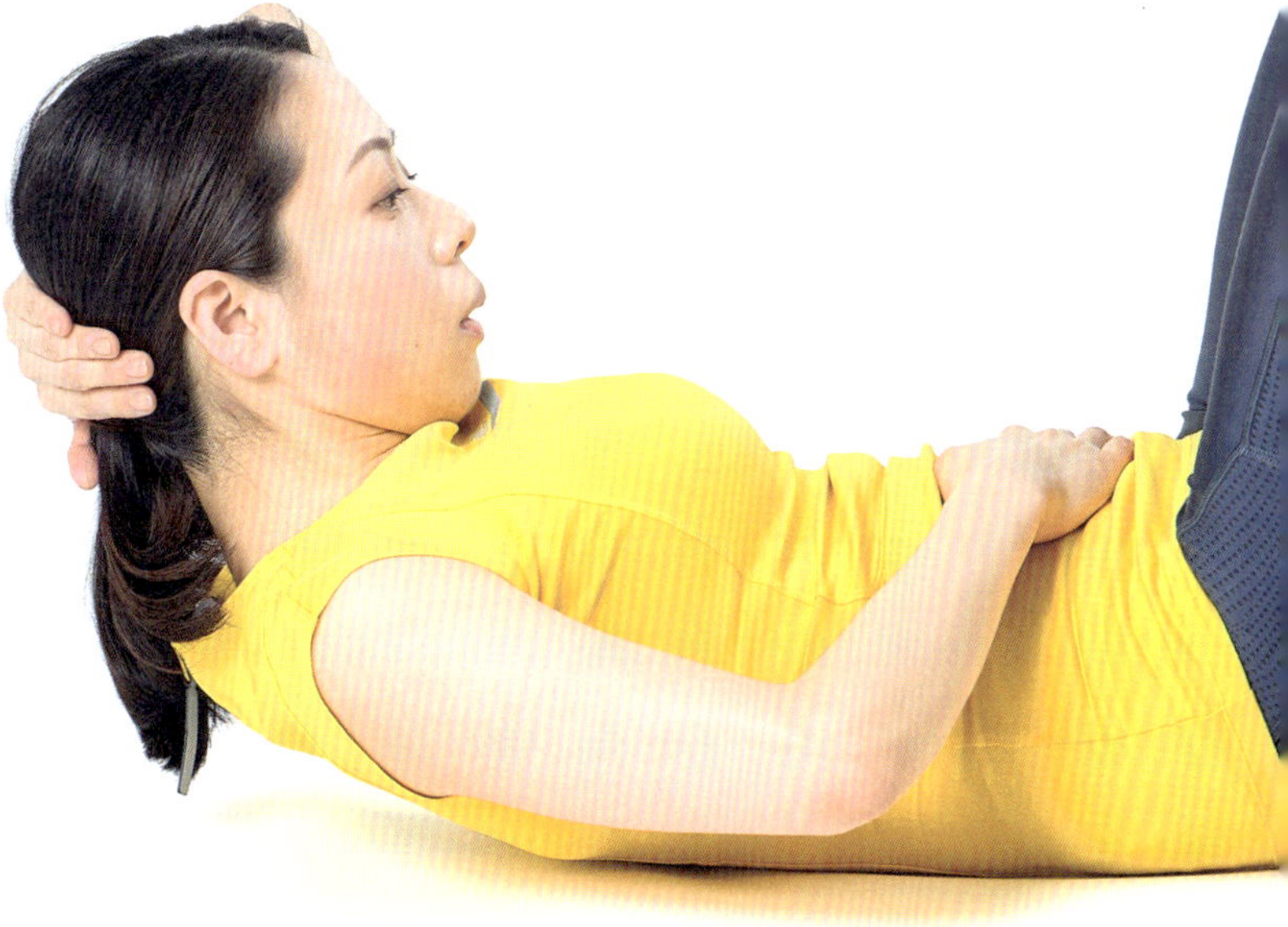

いわゆる「足上げ腹筋」を行います。腹筋を鍛える運動なので、足の力ではなく、腹筋を使いましょう。

背中は地面にピタリとつけ、お腹と背中も地面に押し込むようなイメージです。上体起こし同様、骨盤は後傾です。右手を腹筋に当てて腹筋に力が入っているのを感じてください。息を吐きながら頭と足を持ち上げて、吸いながらゆっくりと下ろします。

老筋トレ2

これができれば、一生寝たきりにならない！

体を立たせる

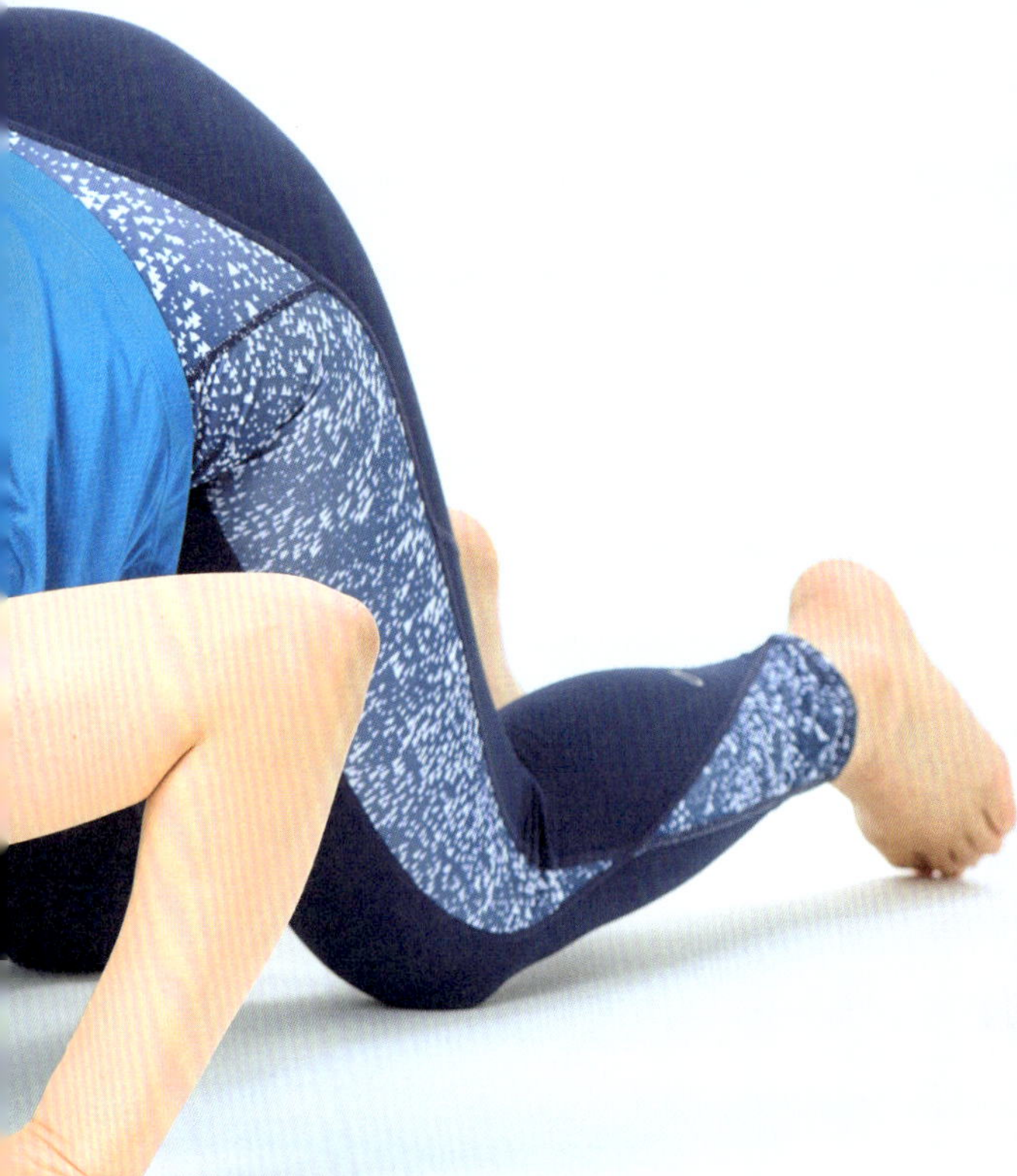

手すりにつかまったり、
誰かに引っ張ってもらわないと立てないのは、
体の筋力が弱っているため。
必要な筋力がつけば、
立ち上がることが億劫《おっくう》ではなくなります。
ゴロゴロしがちな人ほど
必見の内容です。

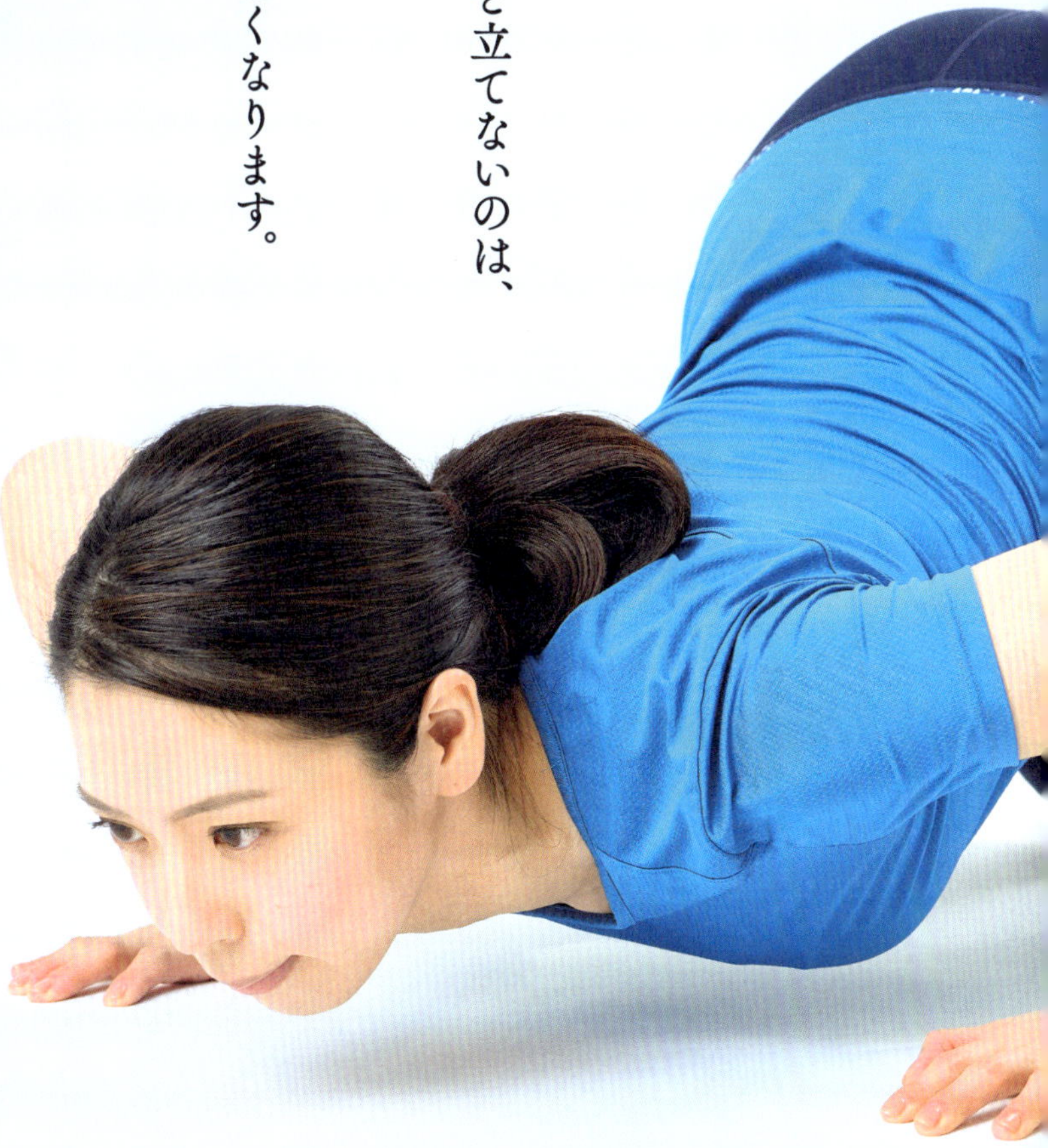

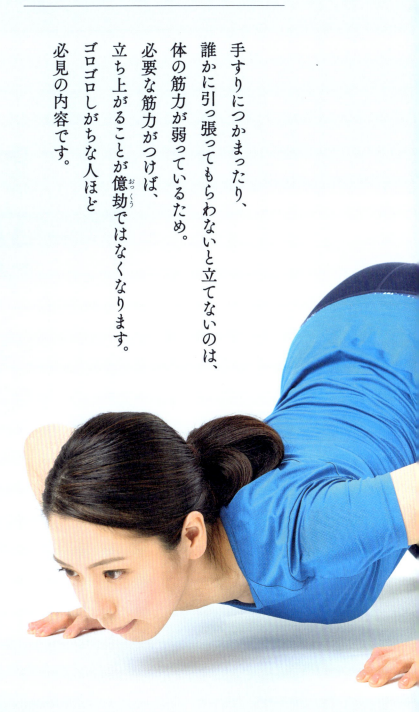

老筋トレ 2-1

これが高齢者に一番やさしい
腕立てふせ
その1

四つん這いの状態から、アゴを地面に近づけていきます。腕を曲げるとき、背中はまっすぐの状態をキープ。丸まったり、反らしすぎないようにしましょう。視線は下ではなく、斜め上。曲げたとき、ひじが上半身と重なる部分でストップしましょう。

呼吸は吸いながら体を下ろして、吐きながらひじを伸ばします。

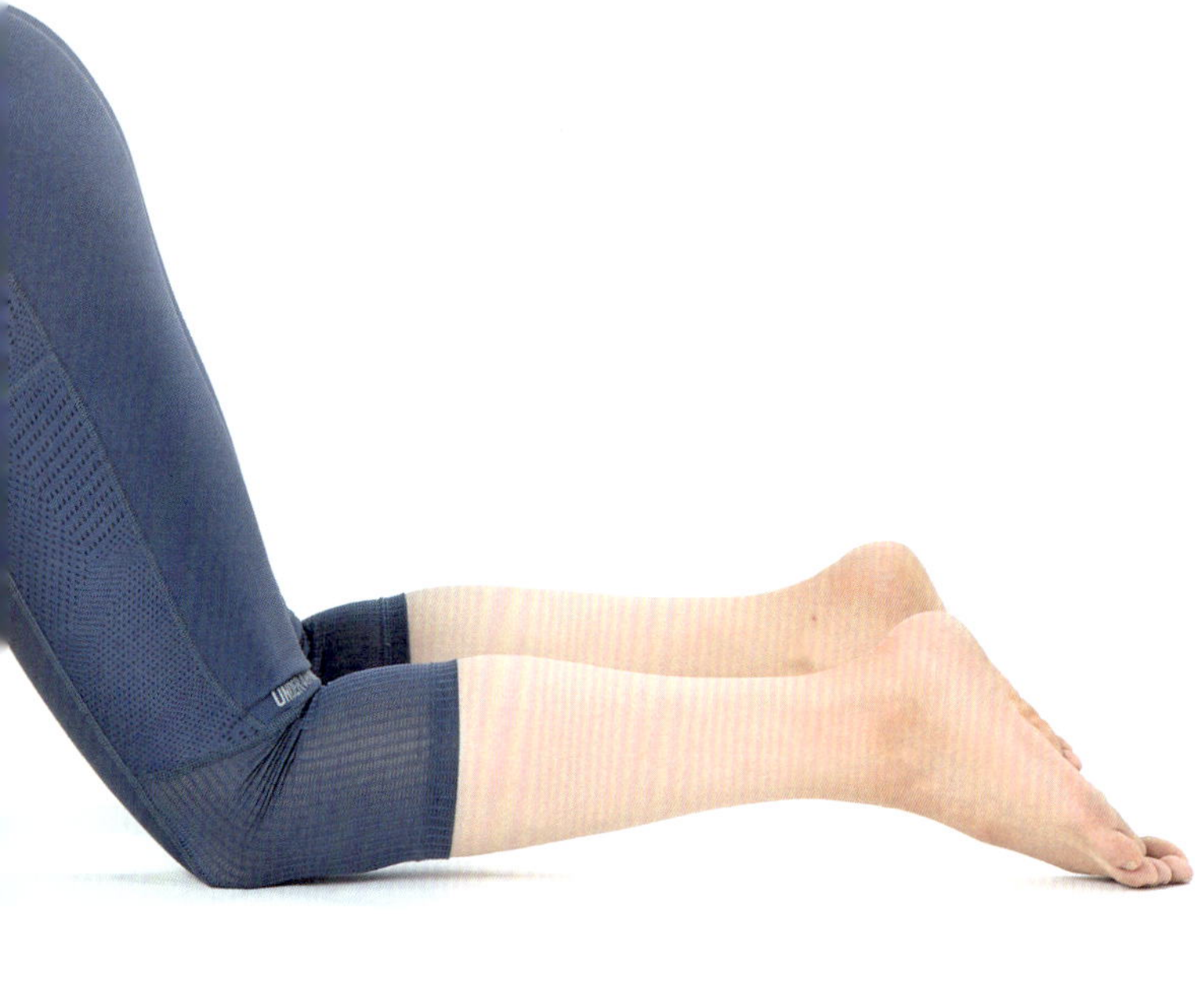

回数の目安

4〜5回

四つん這いの姿勢から

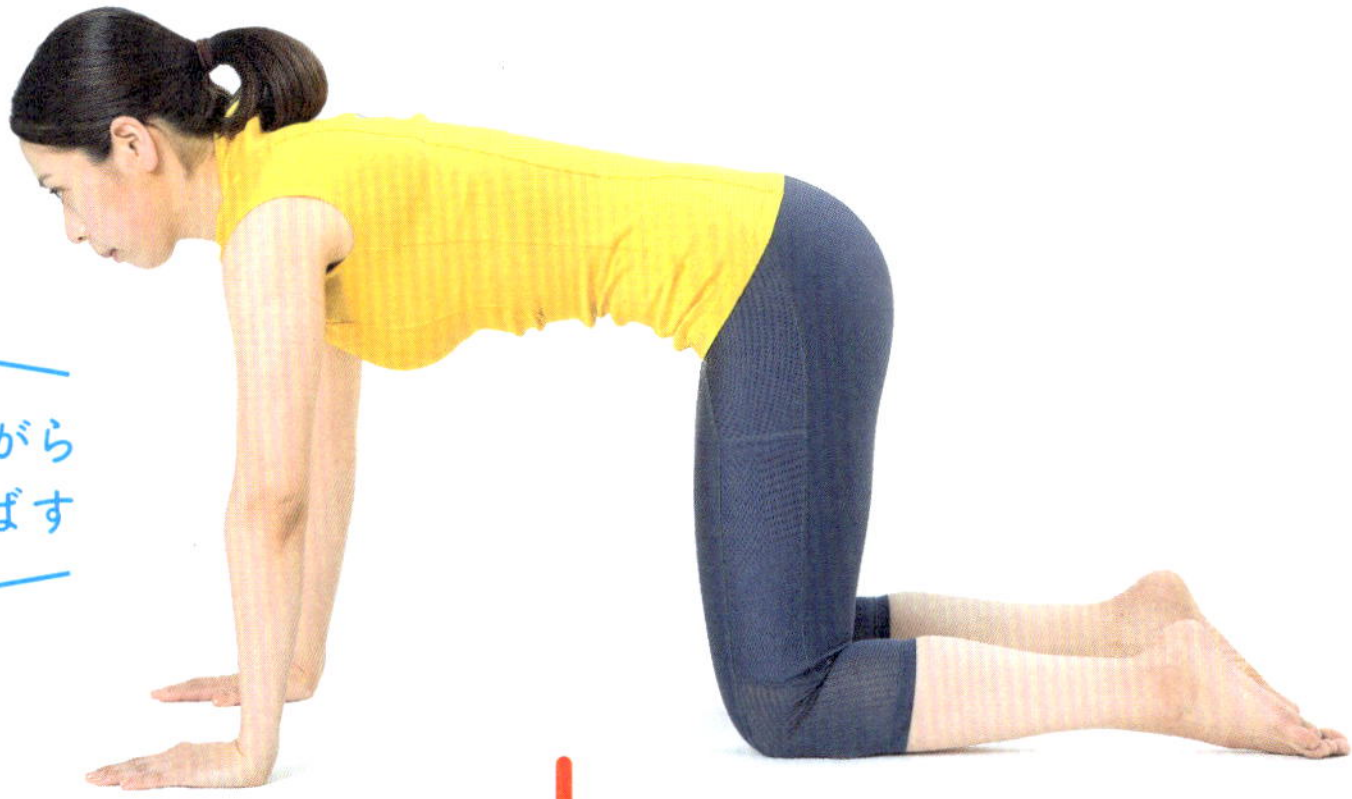

息を吐きながら
ひじをのばす

↓

ひじを曲げて上半身を下げる

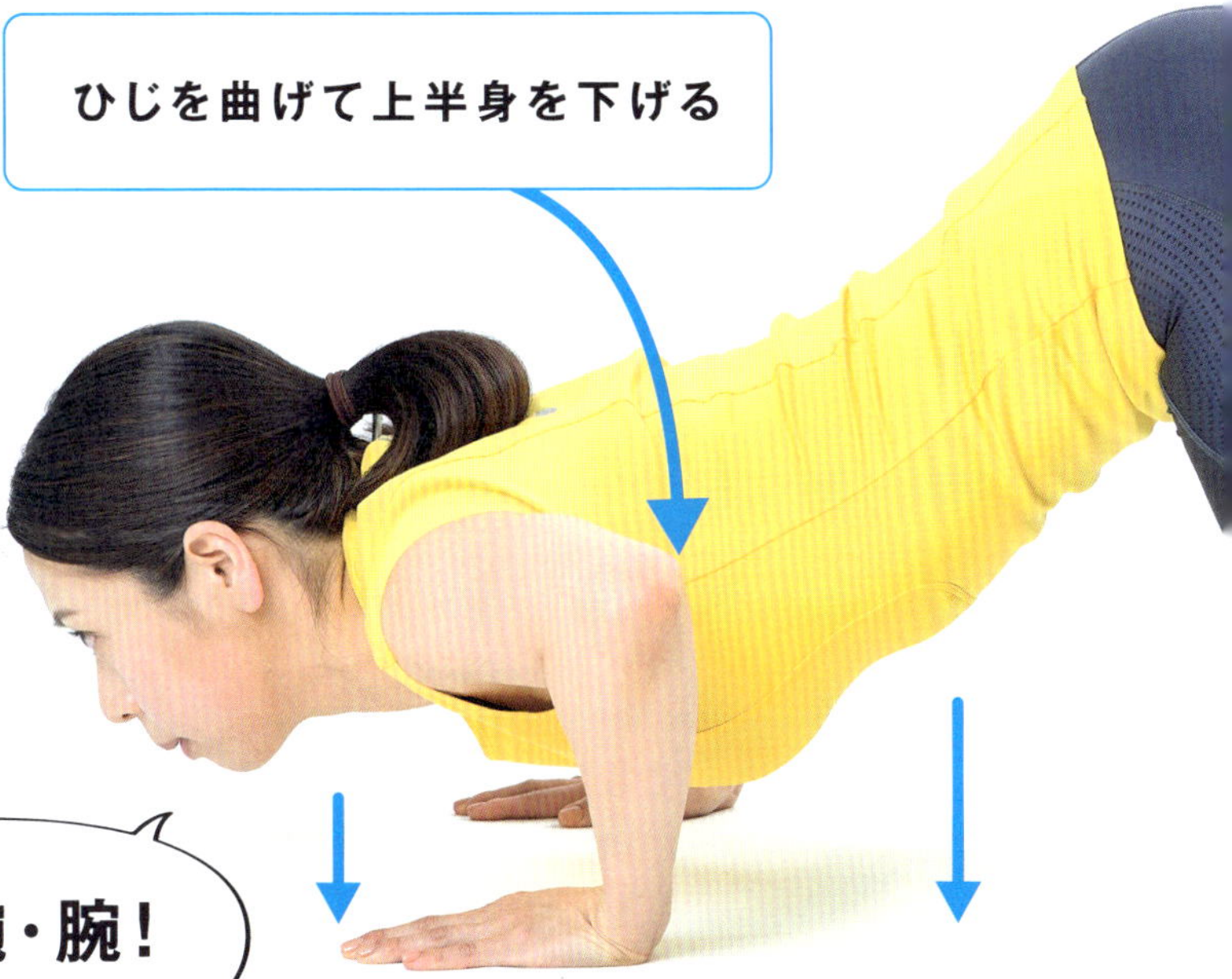

腕を意識
しながら

腕・腕・腕！

と声に出す

老筋トレ **2-2**

これが高齢者に一番やさしい

片足スクワット

腕を補助に使います

基本の姿勢

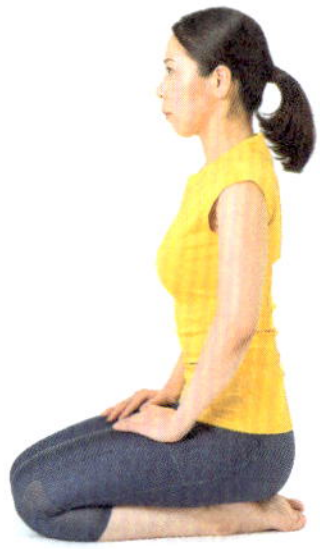

右ひざを立てる

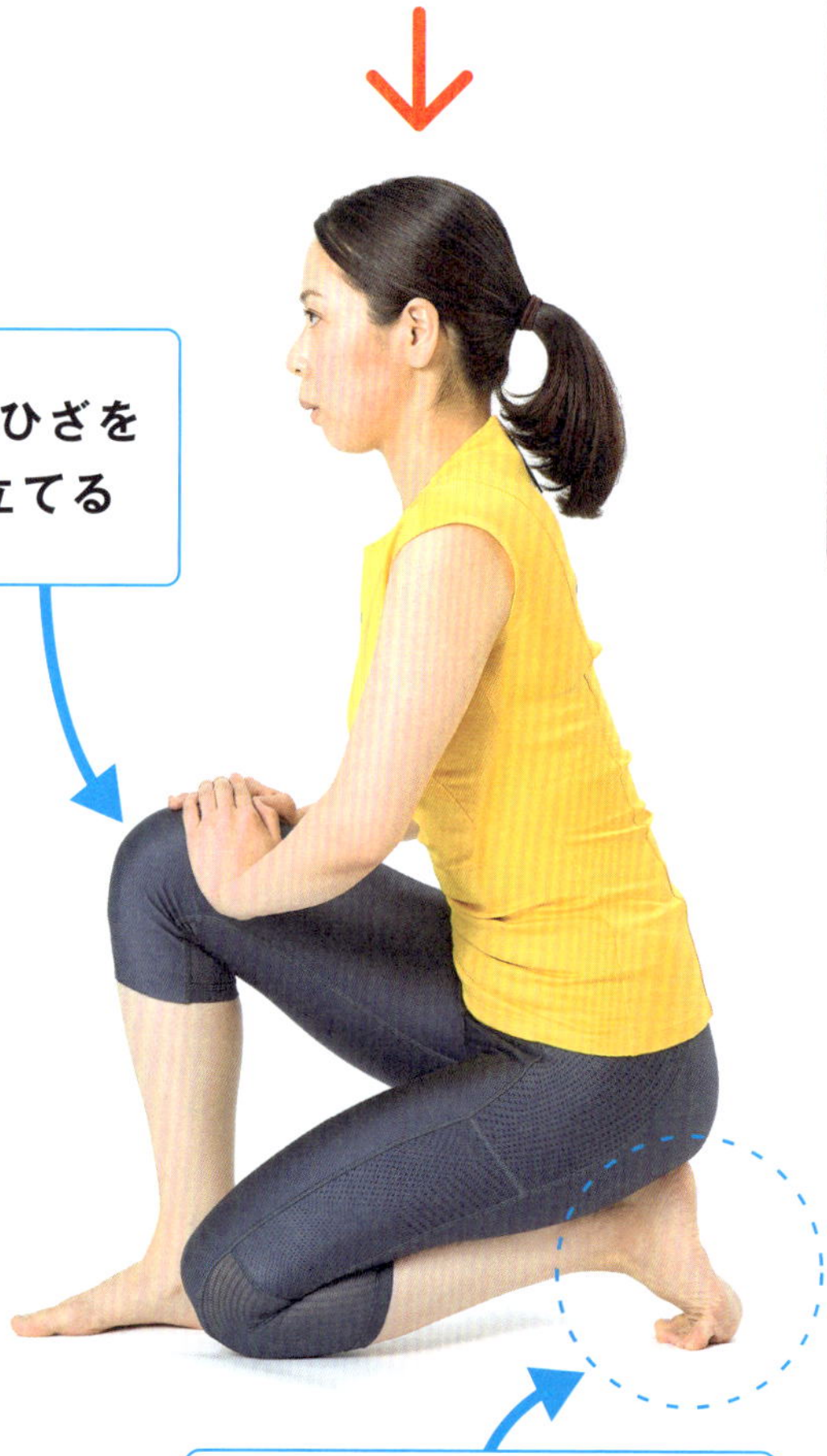

左足はつま先立ちに

回数の目安

4〜5回

息を吐きながら立ち上がる

足を意識しながら

足・足・足!

と声に出す

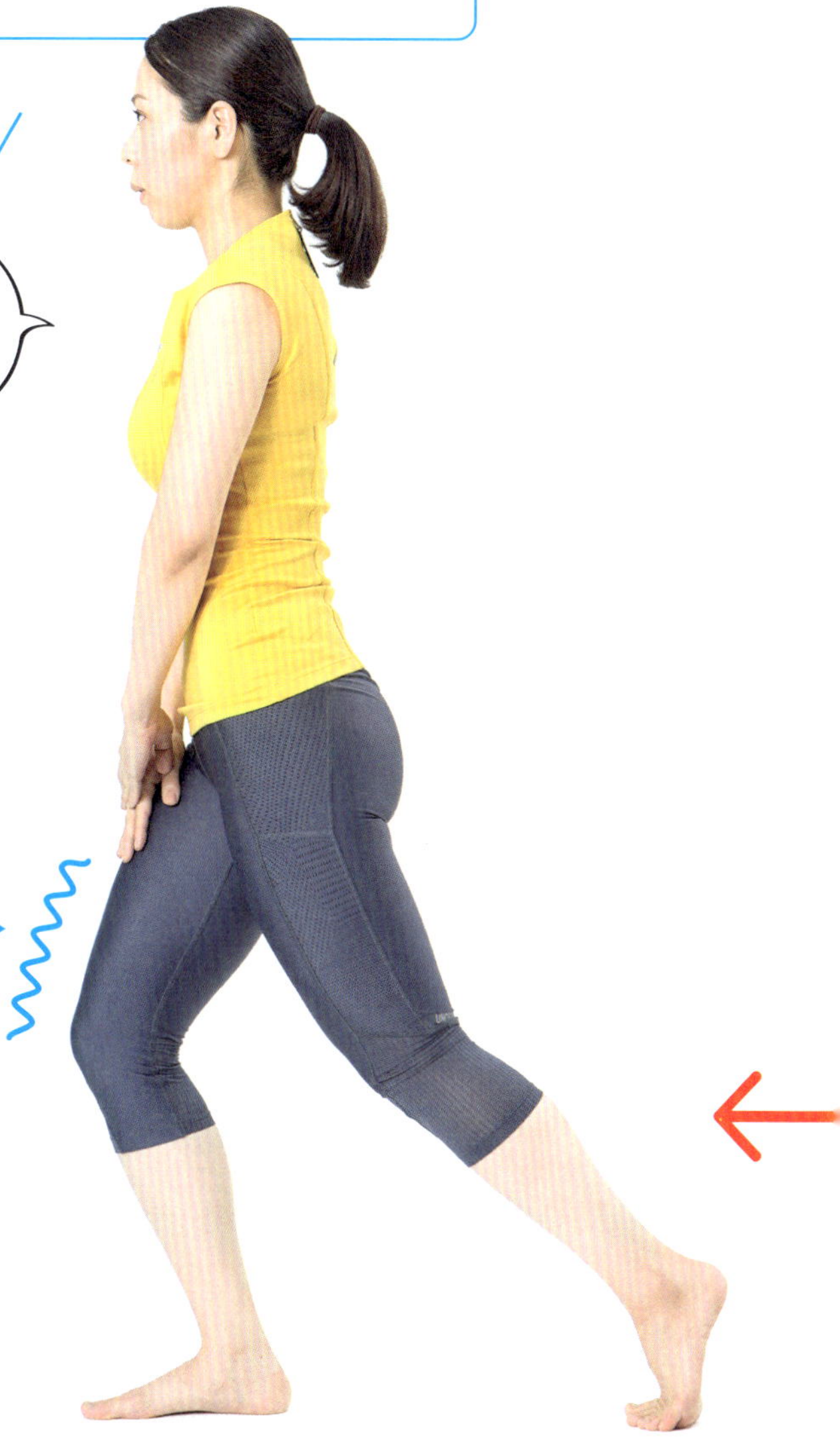

**太ももに力を
入れて
立ち上がる**

左右
交互に

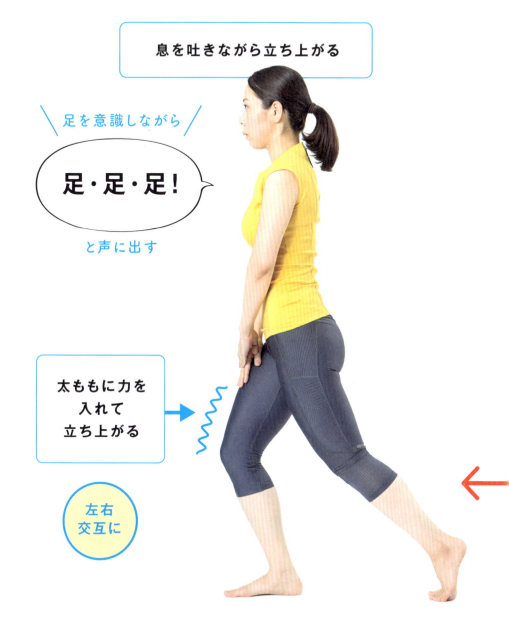

老筋トレ

2-2

気をつけましょう

NG 右足が遠すぎる

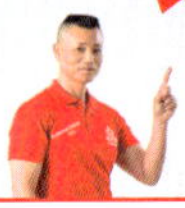

POINT

右足のかかとは
左ひざの横に
おきましょう

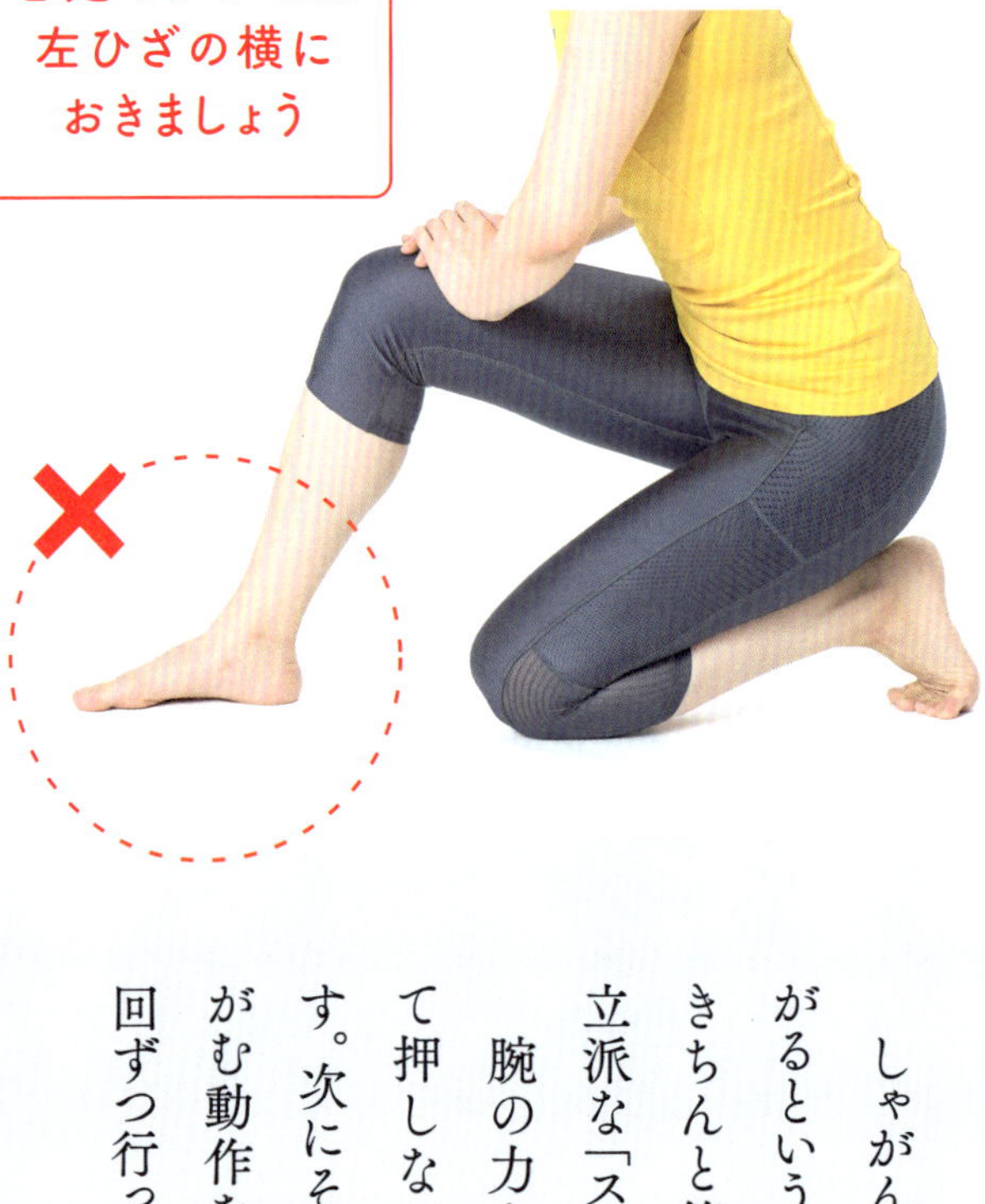

しゃがんだ状態から立ち上がるという、何気ない運動も、きちんと筋肉を意識すれば立派な「スクワット」に。

腕の力と足の力を合わせて押しながら立ち上がります。次にその状態のまましゃがむ動作を、左右それぞれ4回ずつ行ってください。

NG 背中が丸まっている

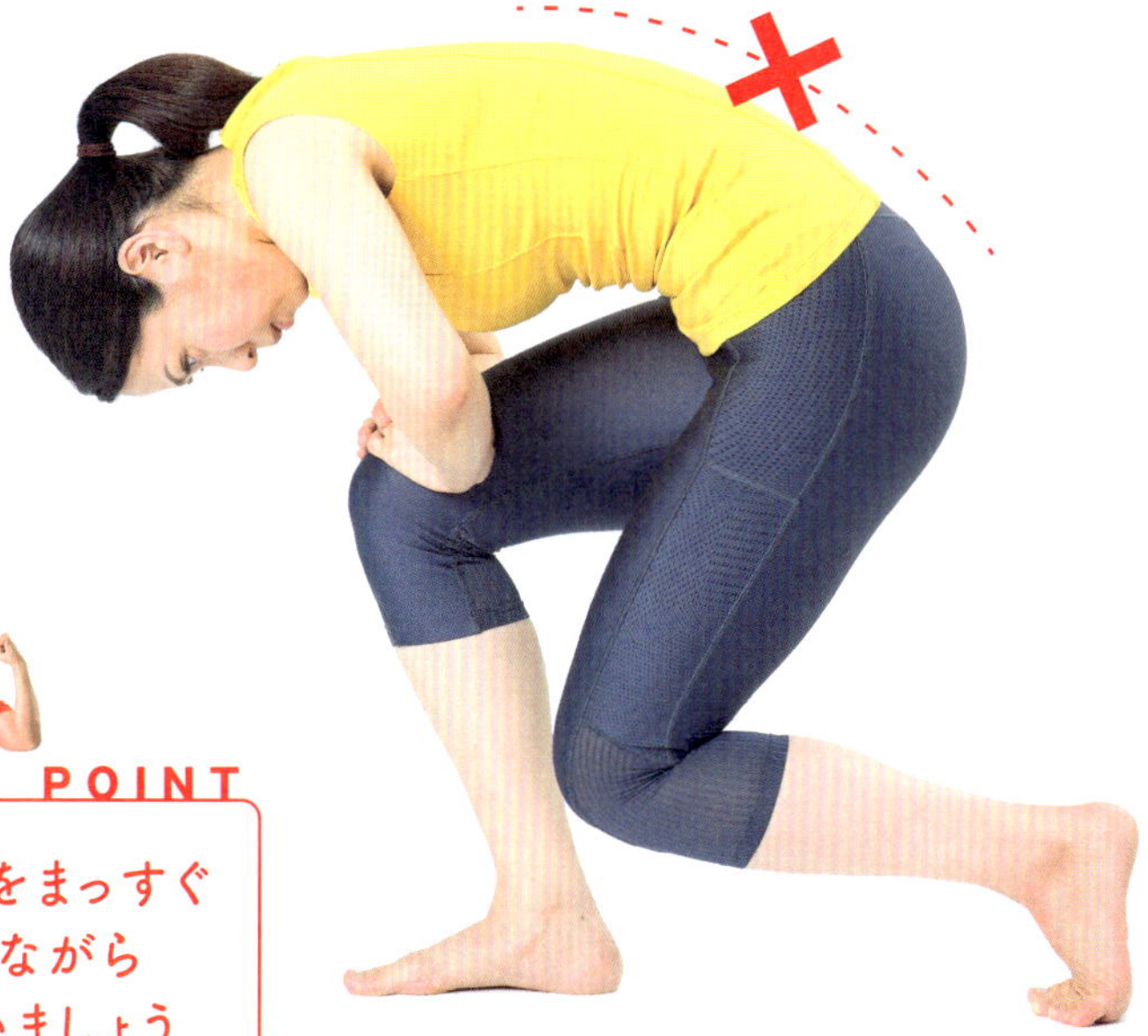

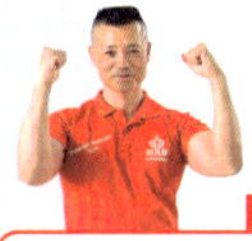

POINT

正面をまっすぐ
見ながら
行いましょう

注意点は、スタート時の足のポジション。足が離れすぎるとよろける恐れがあります。また、前足の裏、そして後ろ足のつま先は地面につけましょう。

起き上がるときは、丸まりがちですが、これでは効果が少なくなるどころか、腰痛の原因になってしまいます。

気をつけましょう。

老筋トレ3

これであなたも美尻に！

イスに座る

真下に落ちるように、まるで尻もちをつくようにイスに座る人がいます。

これも足の筋力が落ちていることが原因。

お尻や足など下半身の筋力がアップすれば、おそるおそる座る動作とは無縁になるでしょう。

「スクワット」と言いますが、ようは「イスの座り運動」です。

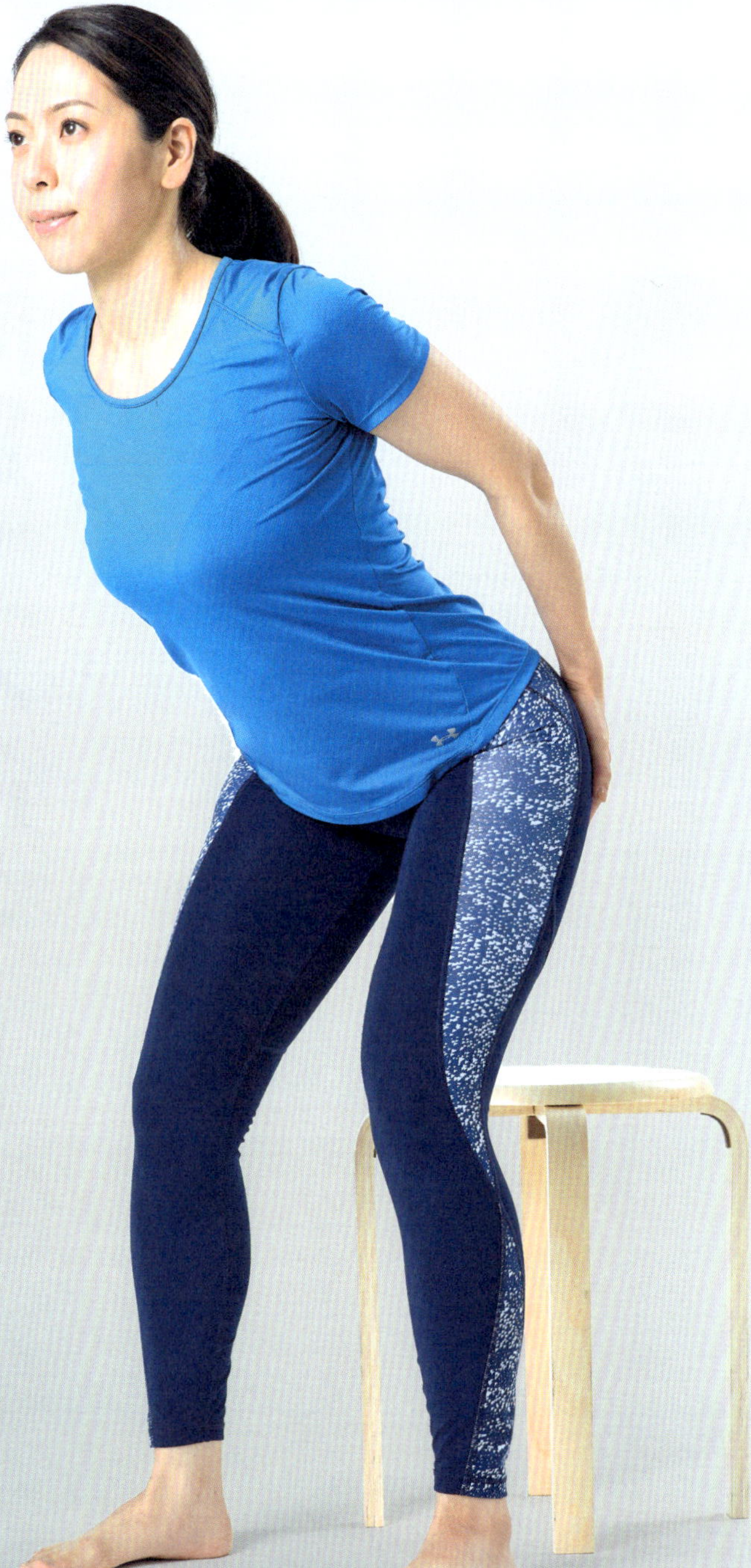

老筋トレ 3-1

＼これが高齢者に一番やさしい／
両足スクワット

その1

回数の目安

4～5回

目線はまっすぐのまま、
お尻を突き出すようにして体を沈ませていきます。
ひざを曲げながら、イスに浅く座ります。
恥ずかしいですって？　大丈夫、誰も見ていません。

イスに座る
準備の姿勢

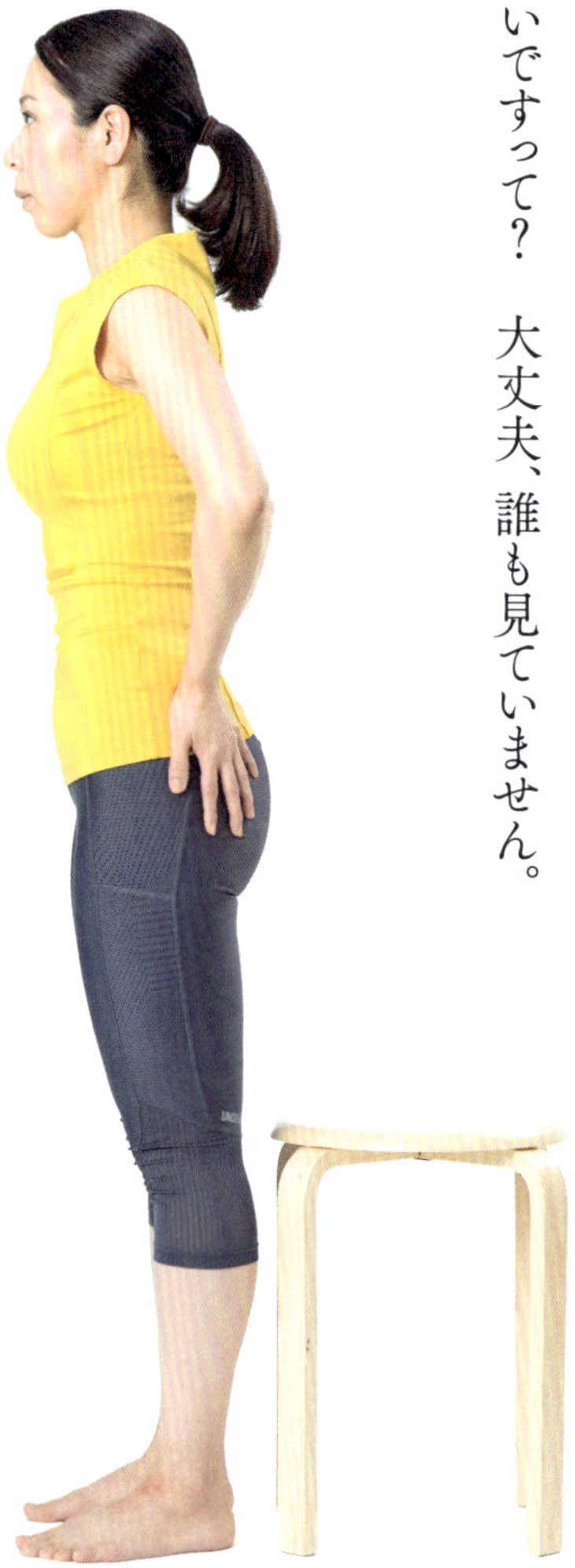

息を吸いつつ
お尻を後ろに
出しながら座る

お尻を後ろに出し
ながらひざを曲げる

お尻を触って
軽く叩きながら

尻・尻・尻！

と声に出す

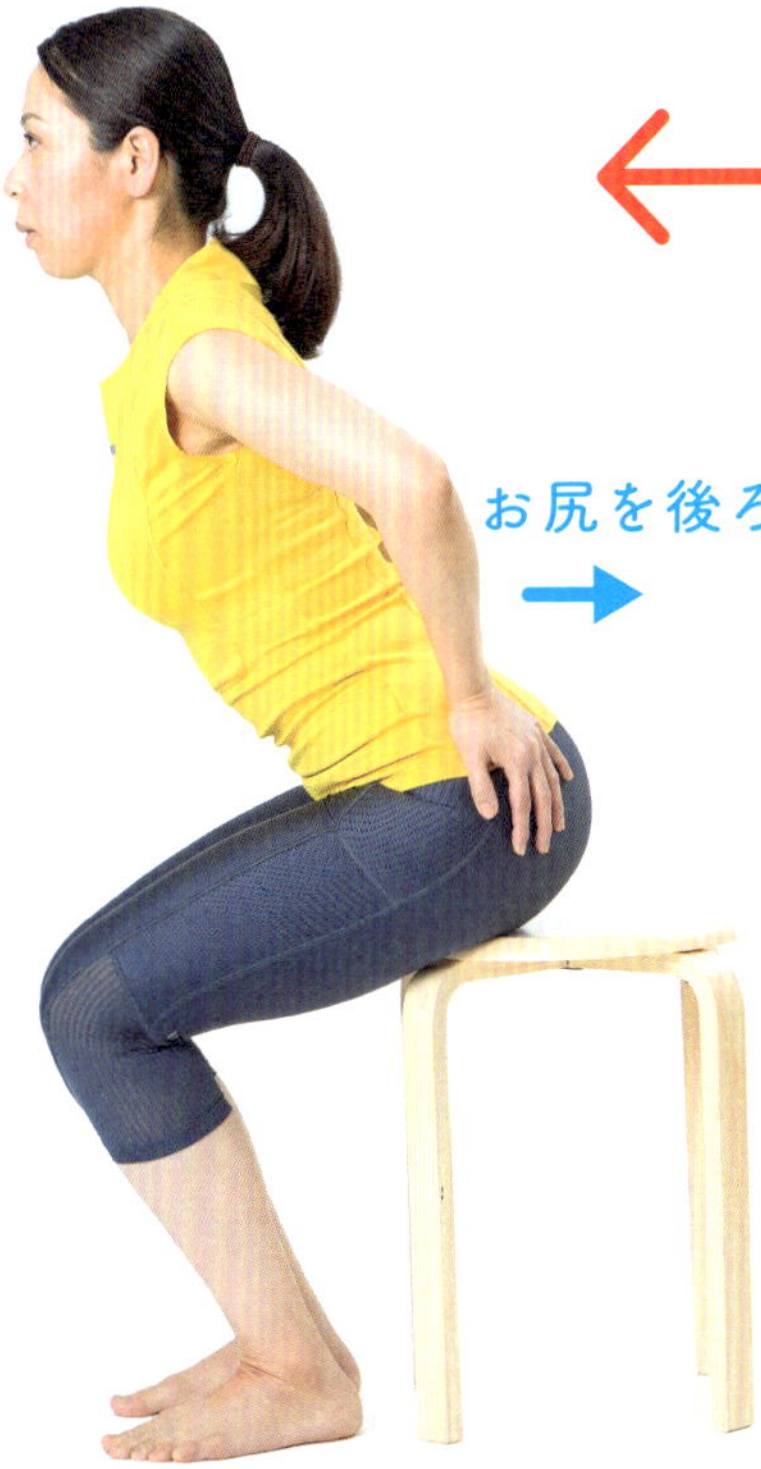

お尻を後ろに

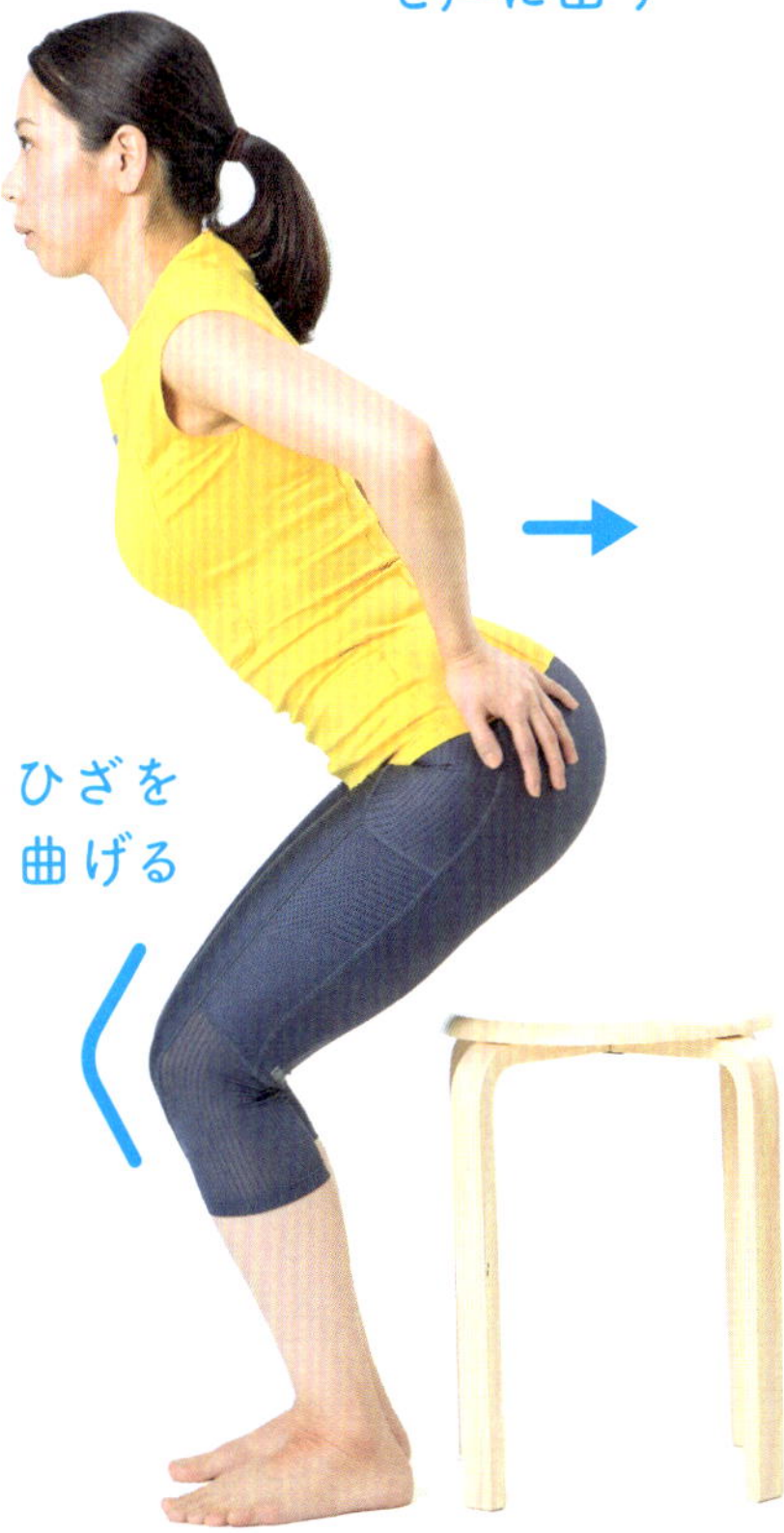

ひざを
曲げる

老筋トレ4

イスから立ち上がる

「よいしょ」と言わない人は腹筋と背筋で立っている

イスから立ち上がるとき、テーブルに全体重をかけ、
強い力で押しながら立つ人がいます。
これも、下半身の筋力低下が原因です。
イスから立ち上がることもまた、
日常では頻繁に訪れるシチュエーション。
ストレスなくできるように、
トレーニングで解決しましょう!

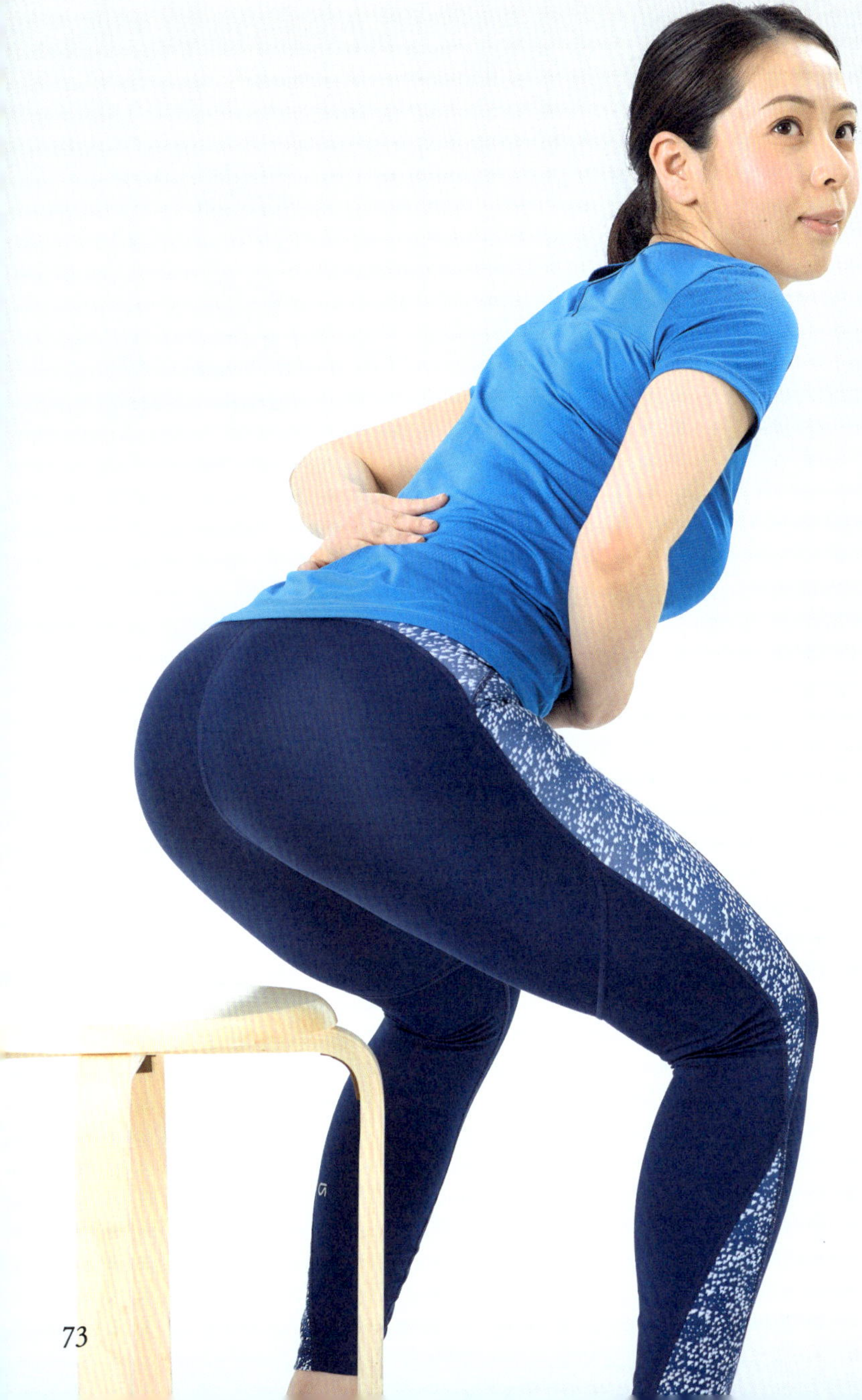

老筋トレ 4-1

／これが高齢者に一番やさしい＼
両足スクワット
その2

回数の目安
4〜5回

お尻を突き出すイメージで。このとき腹筋と背筋を意識します。下半身の筋肉に加え、体幹と呼ばれる腹筋と背筋を鍛えることで、スムーズに立ち上がることができます。

右手をお腹、左手を背中に当てて立ち上がる準備の姿勢

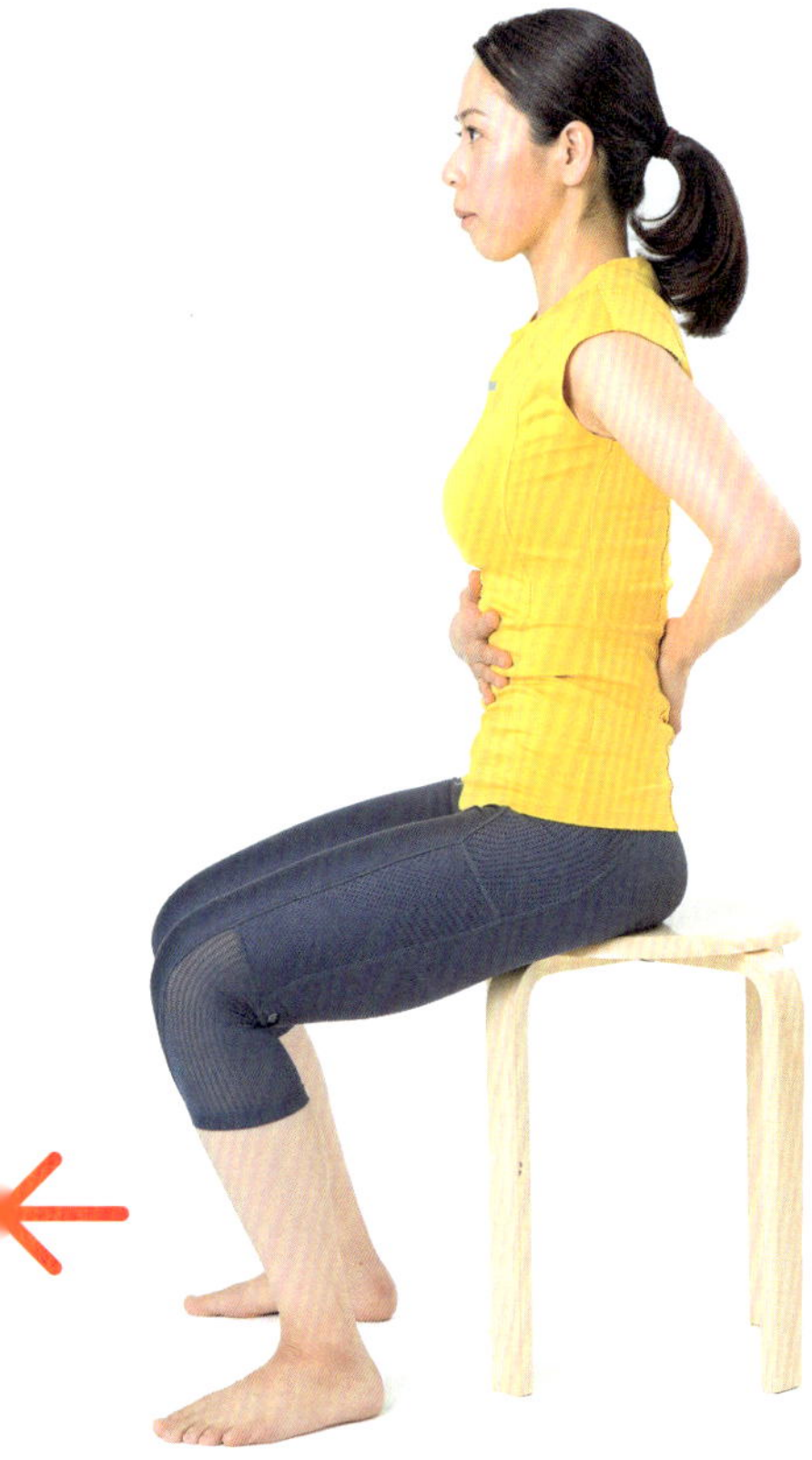

息を吐きながら、
体を真っ直ぐに立ち上げる

イスから立ち上がる

腰に手をあてながら

腰・腰・腰！

と声に出す

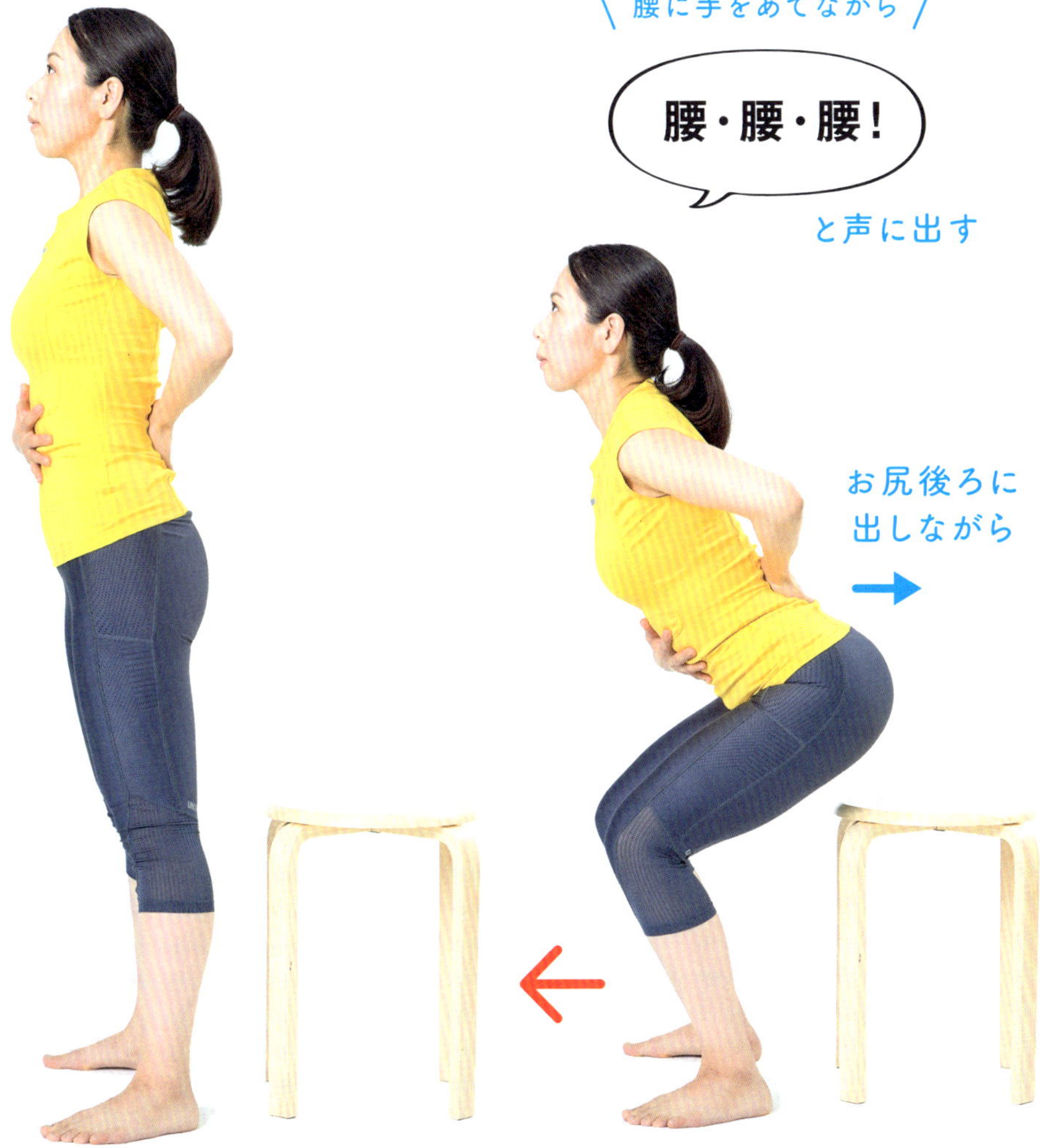

老筋トレ
4-1
気をつけましょう

NG 首が前に曲がっている

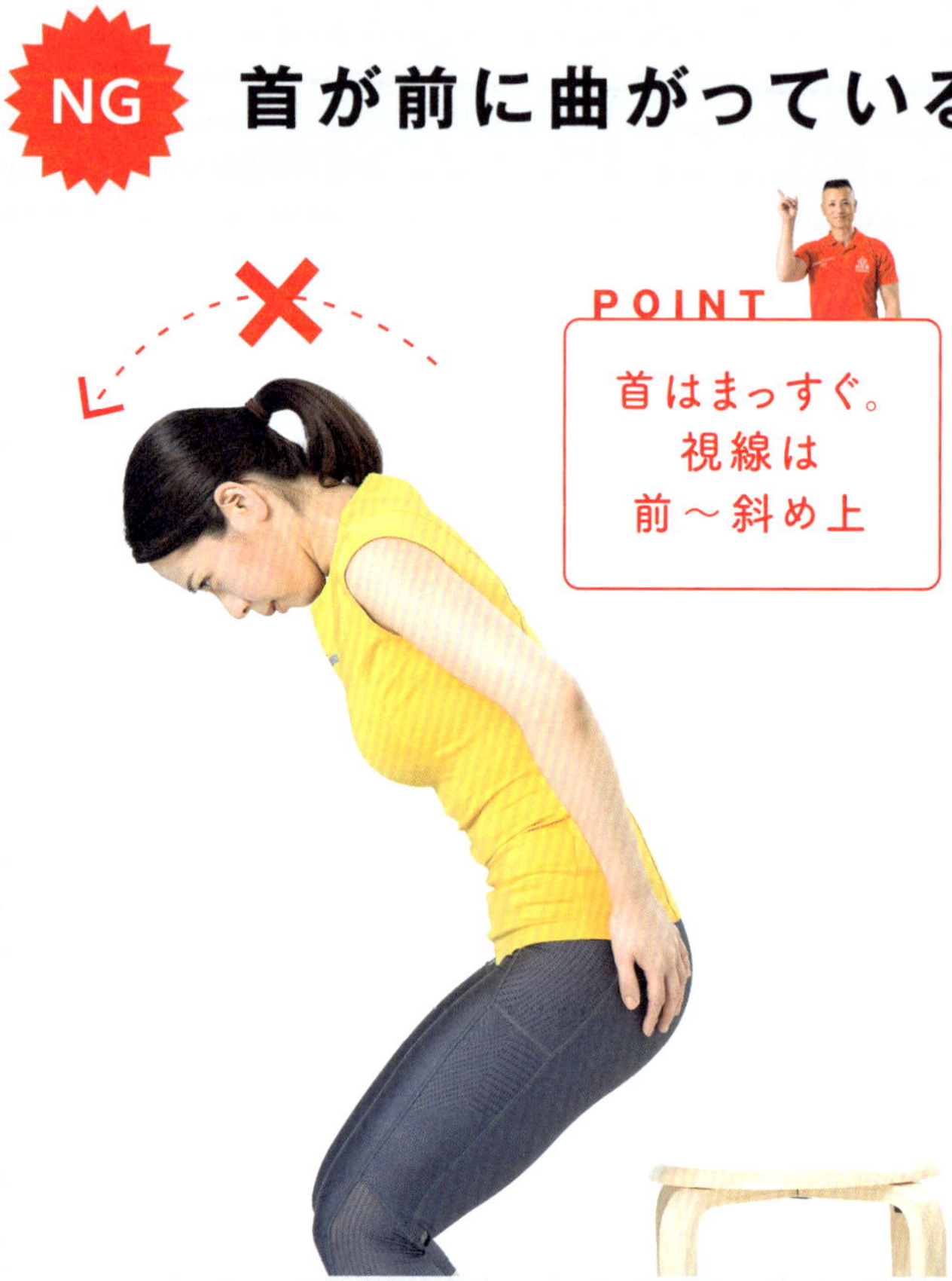

イスから立ち上がるときに、下を見るくせのせいか、首が曲がる人が多くいます。視線はまっすぐです。首を曲げるのは上体起こしだけと覚えておきましょう。「腰」と連呼し、しっかりと意識しながら立ち上がってください。

NG 背中が丸まっている

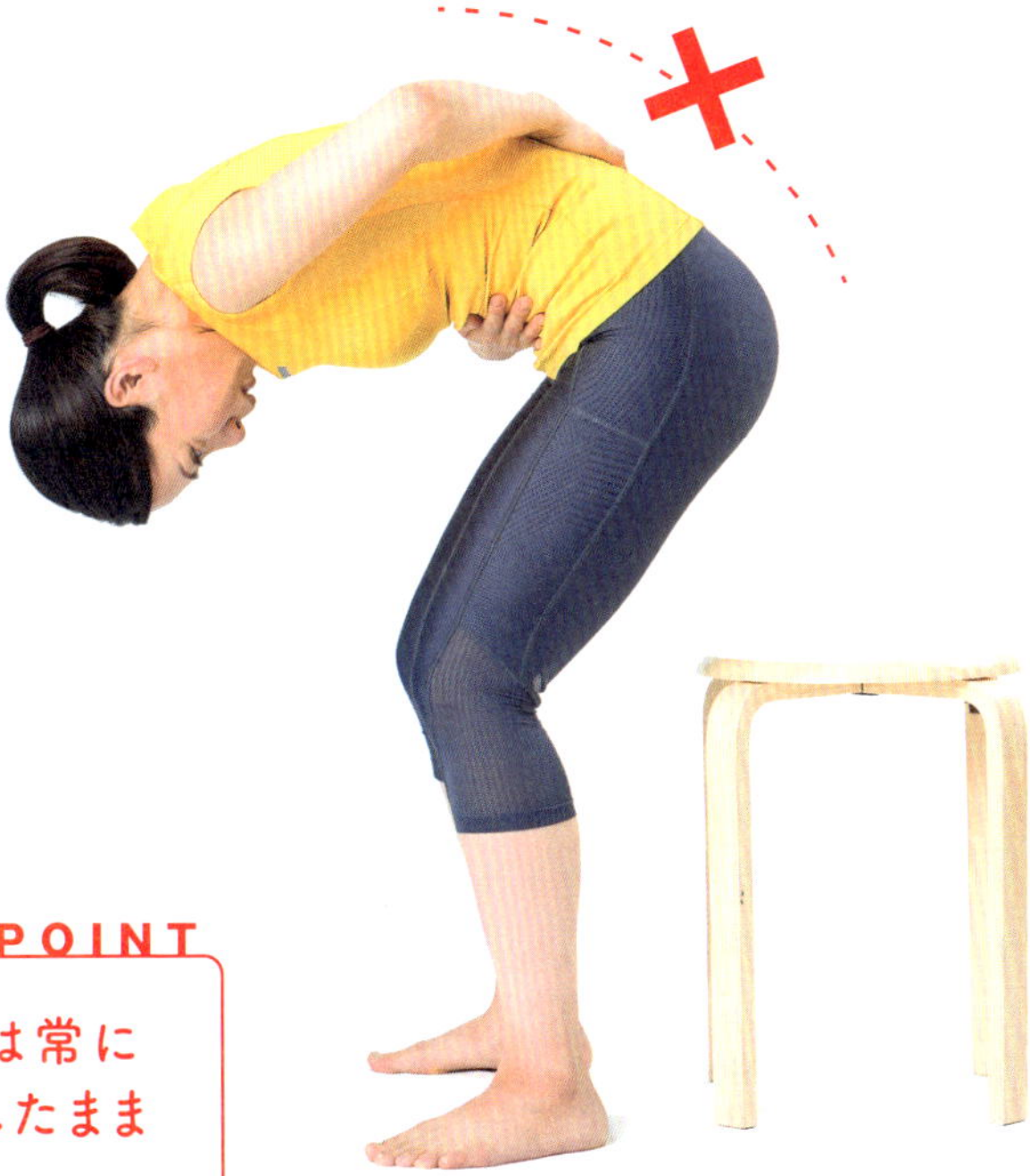

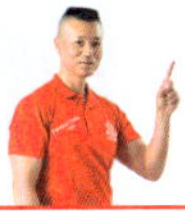

POINT

背中は常に
伸ばしたまま

この動作は、背中が丸まってしまいがちです。これでは腰に負担がかかってしまいます。急ぐ必要はありませんから、ゆっくり丁寧に行いましょう。

イスに座る運動と、立ち上がる運動は別々で行いましょう。

老筋トレ5

歩き出す

もう強風でも転倒しない！

普通の道を歩くだけなのに
一歩目が怖くなる……。
足の筋力が落ちると、バランスを崩すことにもなり、
慎重になるのも当然です。
歩くことが億劫になると
行動範囲が狭くなります。
早いうちに必要な筋力を鍛えましょう！

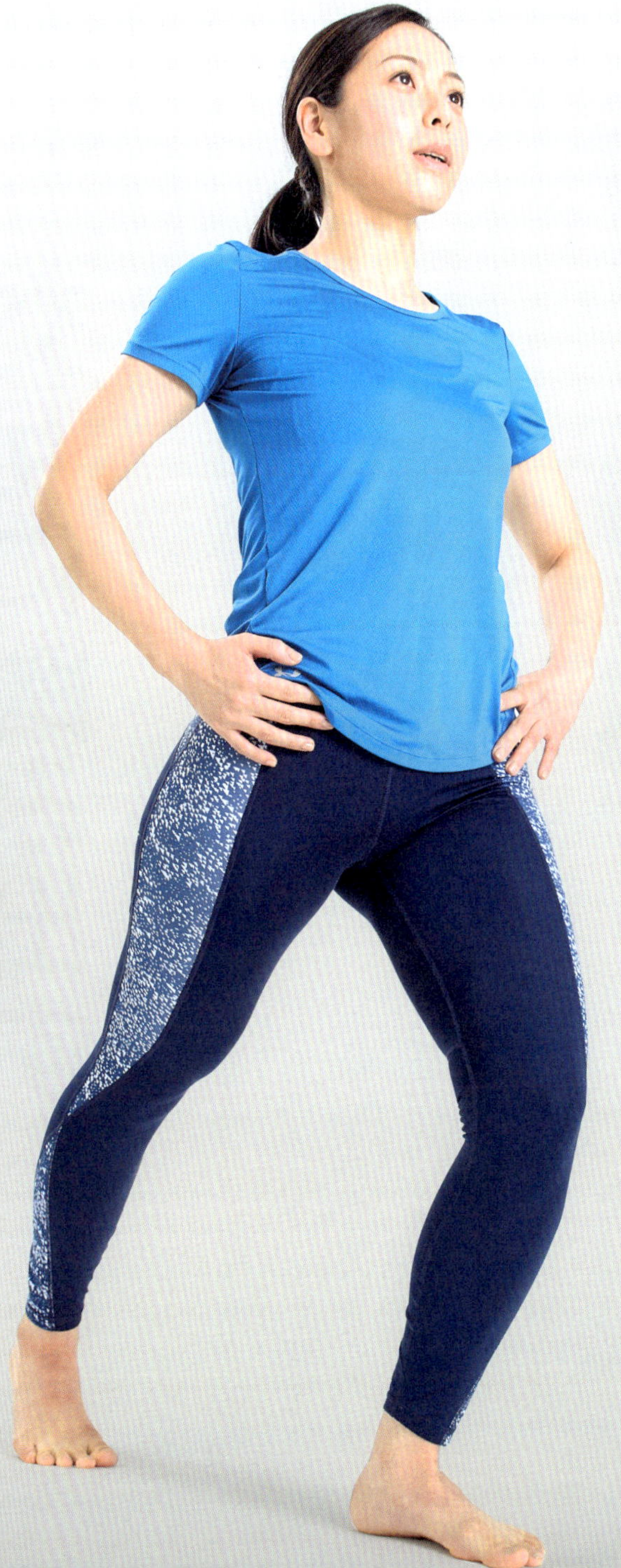

老筋トレ 5-1

＼歩く筋肉を鍛えるならこれが一番！／

交互に踏み出す

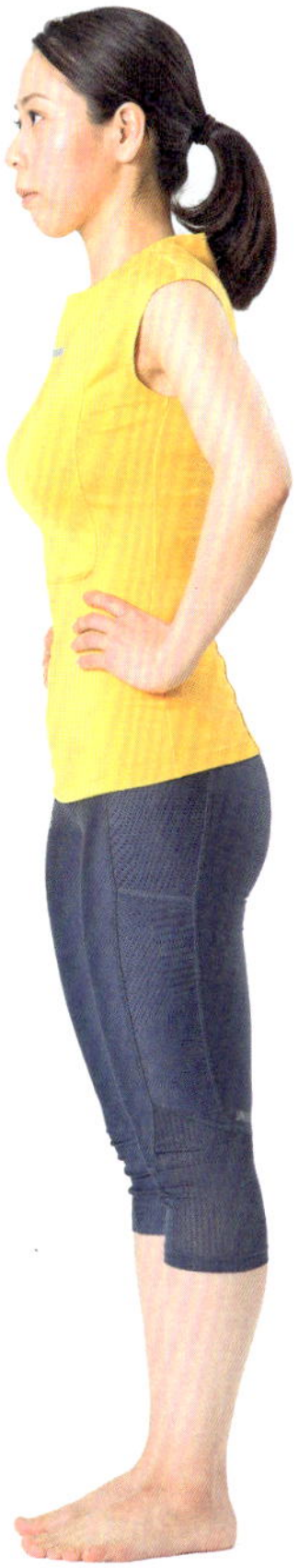

両足をそろえて
真っすぐに立ち、
足を前に出す。
準備の姿勢

回数の目安
4〜5回

通常のウェイトトレーニングは、片足を大きく前に出して目一杯しゃがみ込みますが、ここではもっと簡単でOK。ほんの少ししゃがみ込むだけで十分です。よくやりがちなのが、「足幅が広くなりすぎる」「まっすぐ踏み出せない」。これらはNGです。

＼足を意識しながら／

足・足・足！

と声に出す

左右交互に

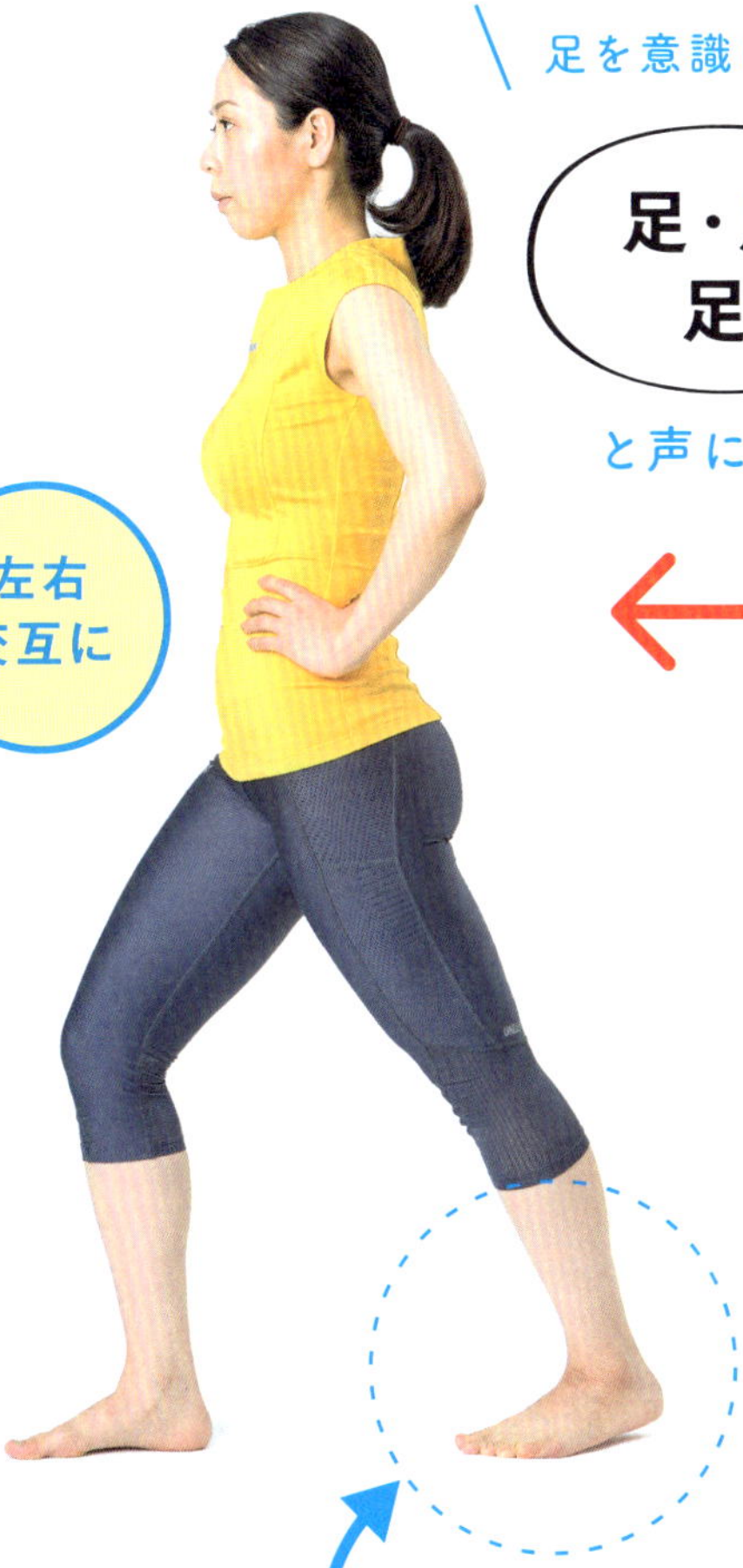

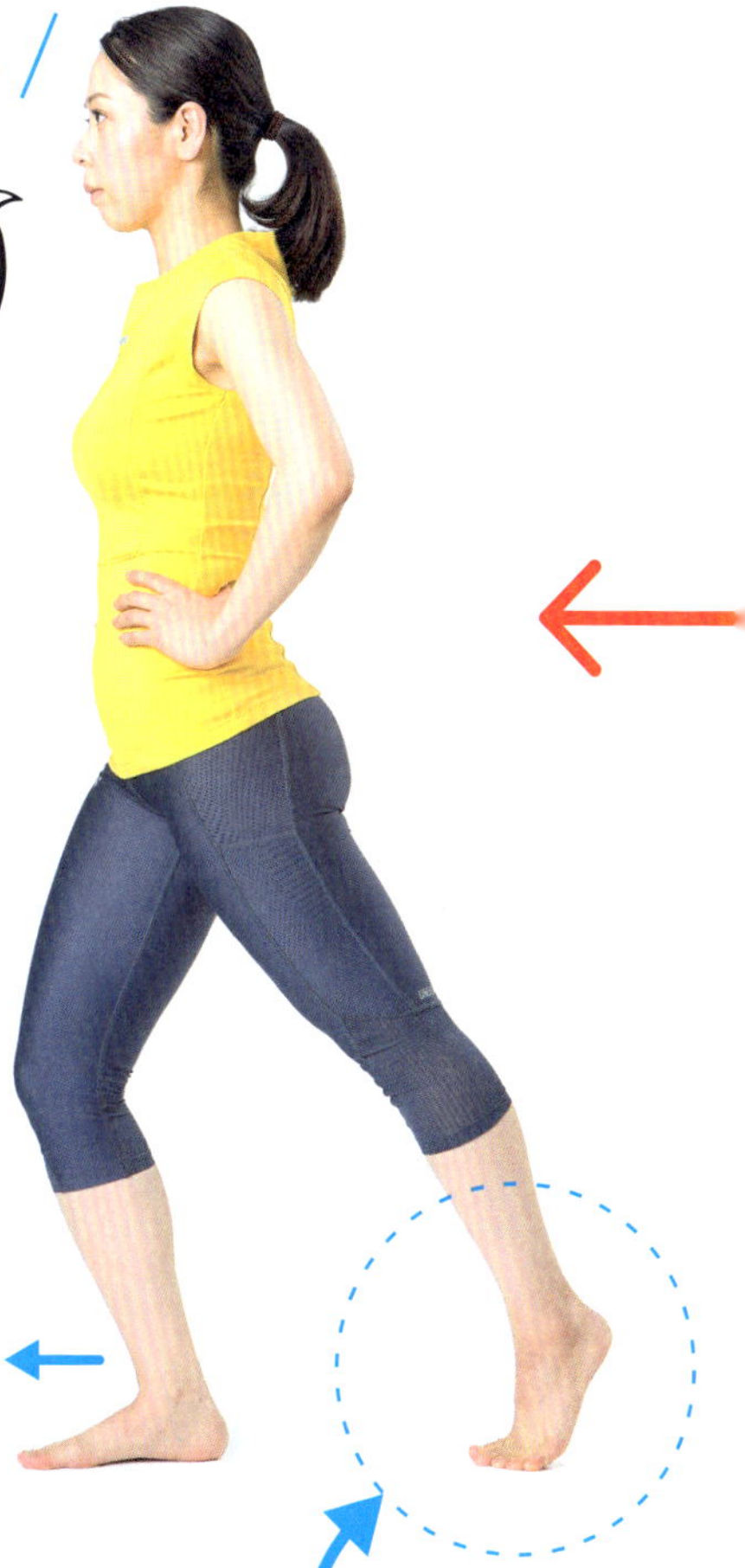

かかとをつける

左足のかかとを上げる。
息を吐きながら
足を前に出す

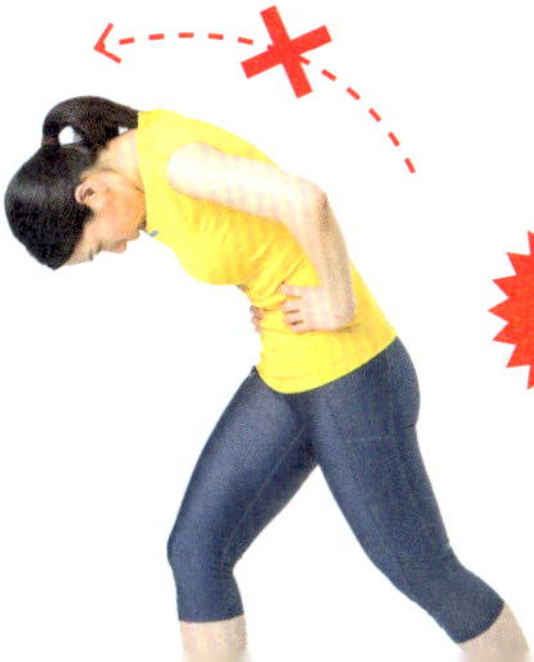

NG

下を向き、首が前に下がっていると、
背中が丸くなってしまいます。
腰を痛めるので注意！

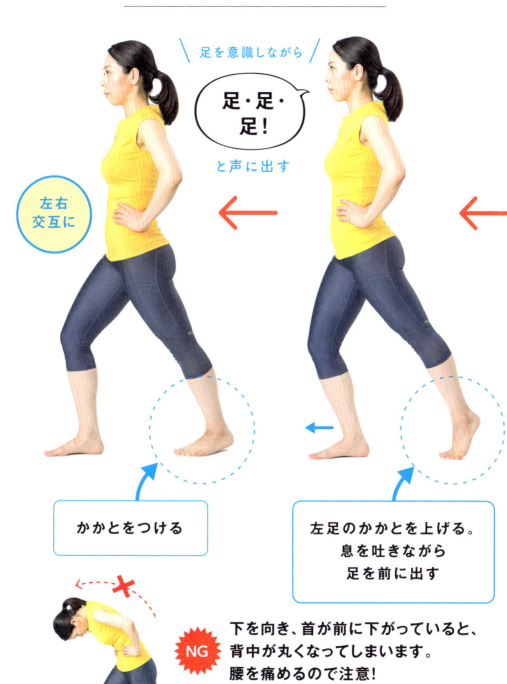

老筋トレ6

バリアフリー不要！ つまずかない自信がつく

段差を越える

段差のないところで転《こ》けそうになった……。
ほんの小さな段差で、
しかも目視していたのにつまずいた……。
こんなことが起きてしまうのは、
体をコントロールする力が落ちているせい。
トレーニングで段差を恐れる日々におさらばしましょう。

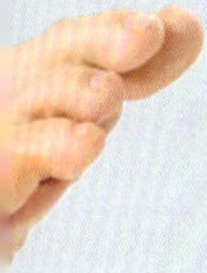

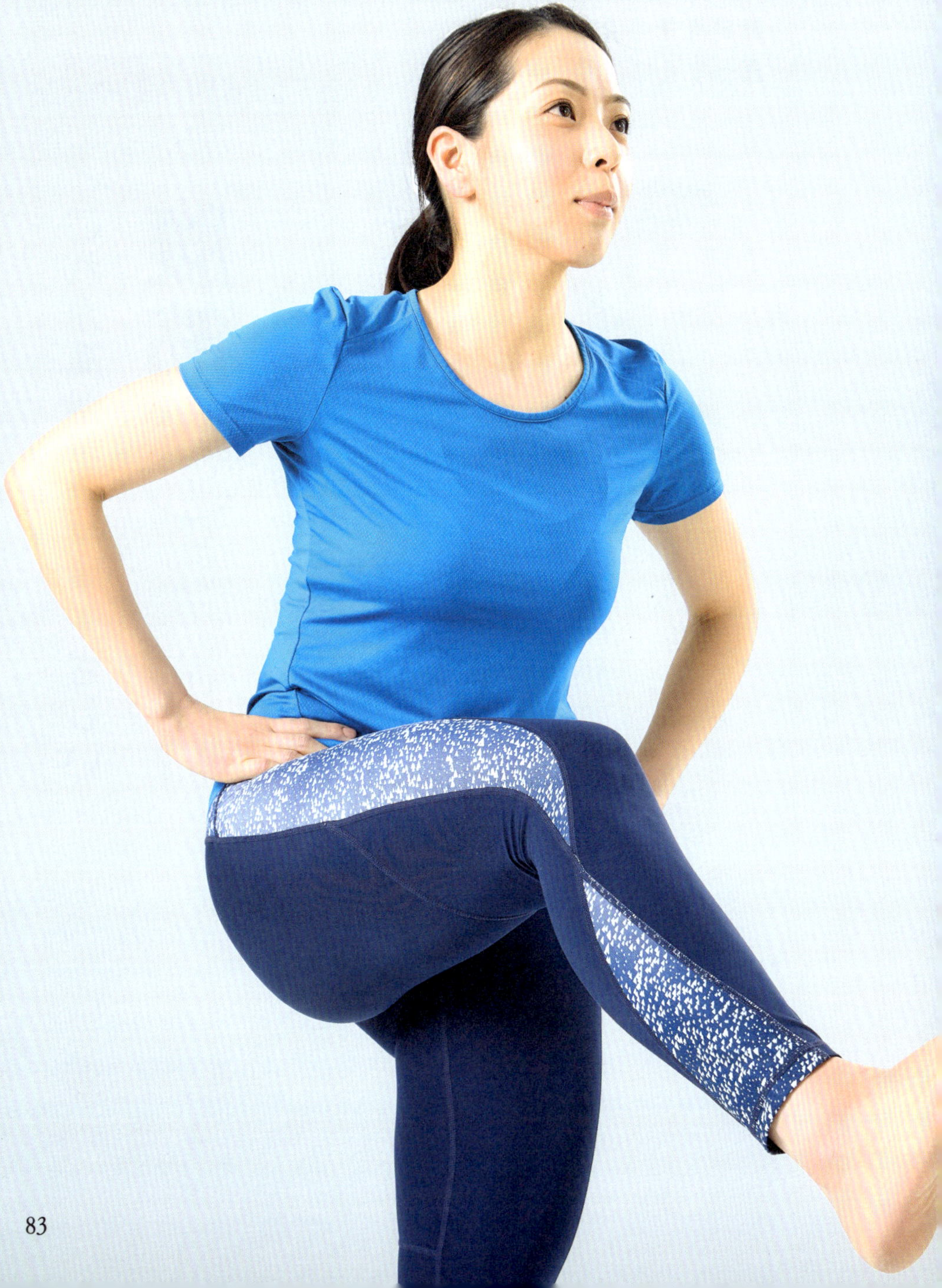

老筋トレ6-1

＼これが高齢者に一番やさしい／
腹筋
その1

足が思っている以上に上がらないとつまずきの原因に。ここで活躍するのが、腹筋です。写真を見てください。足を上げてはいますが、鍛えているのは実は腹筋です。

回数の目安
4〜5回

両足をそろえて
真っすぐに立つ

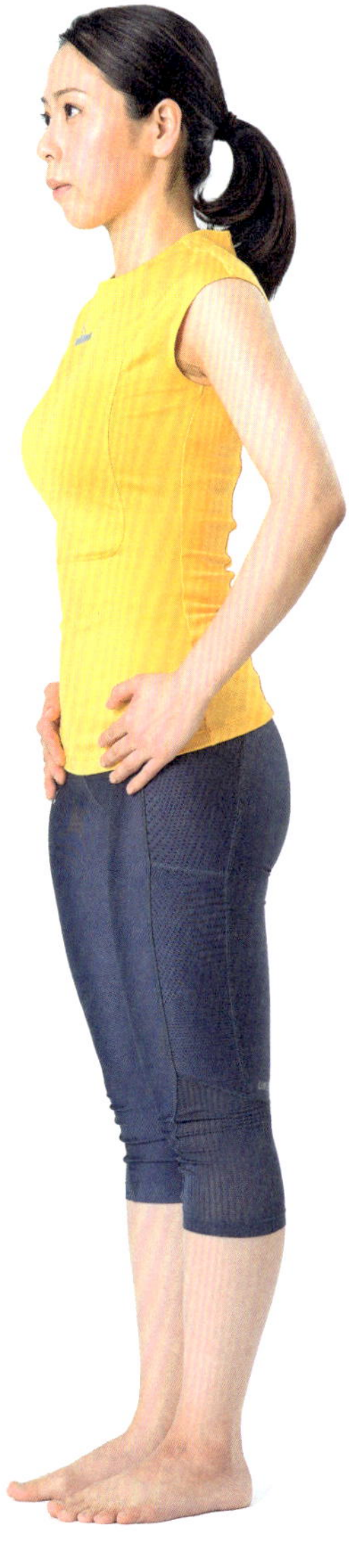

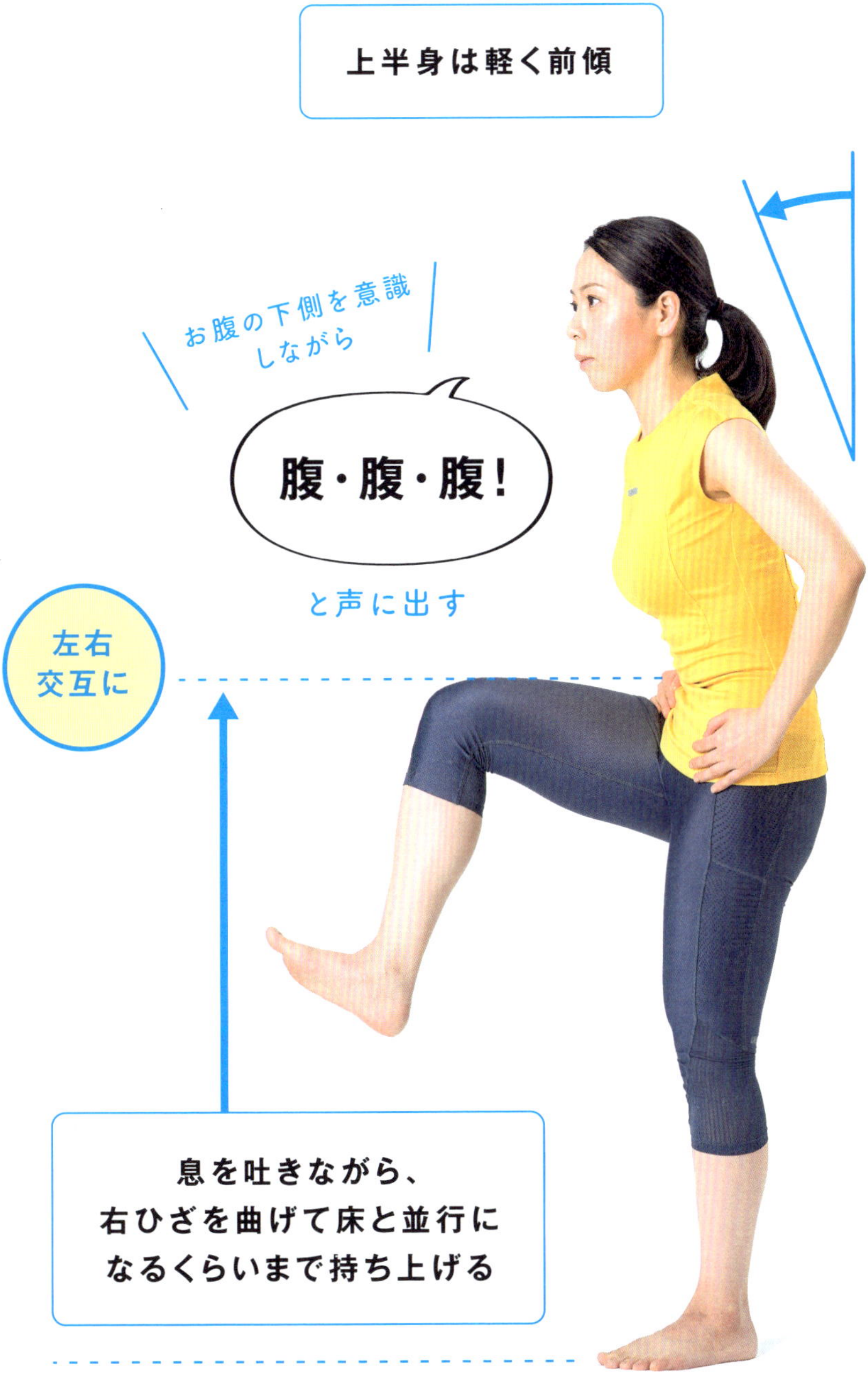
上半身は軽く前傾
お腹の下側を意識しながら
腹・腹・腹！
と声に出す
左右交互に
息を吐きながら、
右ひざを曲げて床と並行に
なるくらいまで持ち上げる

老筋トレ 6-2

／イスを使ってやってみる＼ 腹筋 その2

ぐらつく方は右手でイスを
軽くつかみ、真っすぐに立つ

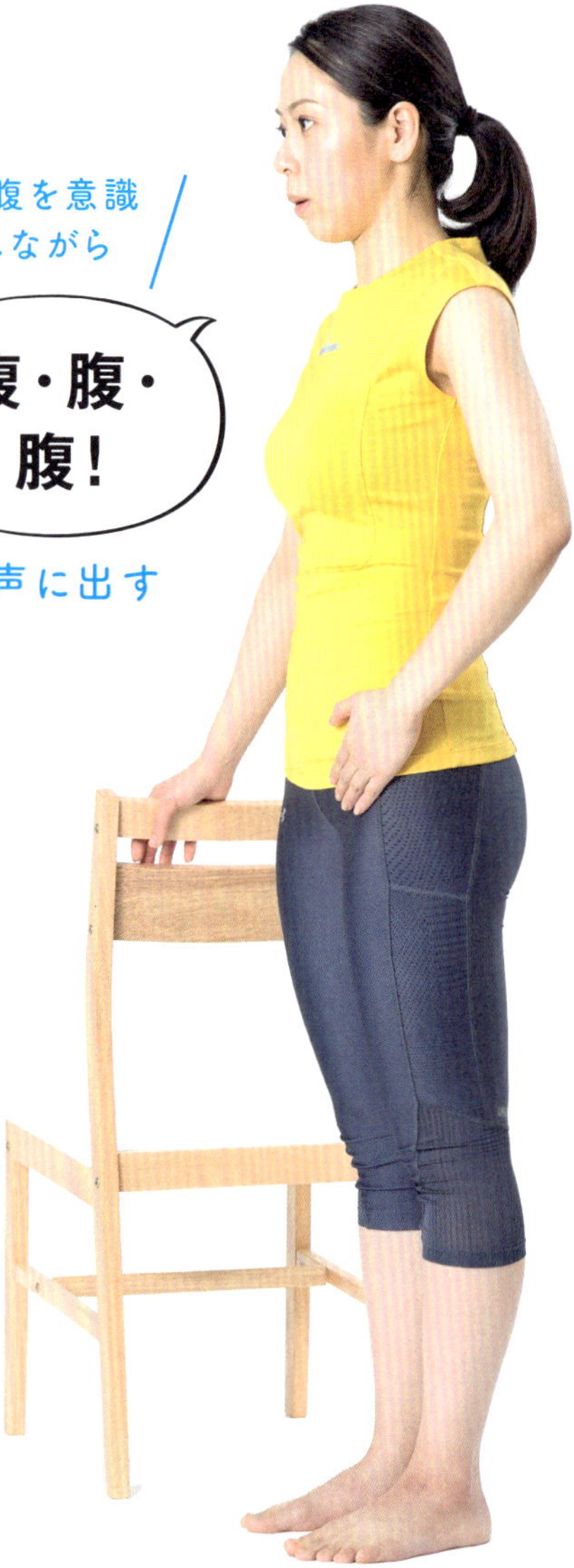

＼お腹を意識
しながら／

**腹・腹・
腹！**

と声に出す

回数の目安

4〜5回

うまく立てずに心配な方は、
イスやテーブルに
手を添えて行いましょう。
ただし、添える手が力みすぎないように注意。
しっかりと**三感筋**（41ページのコラム参照）を
意識してください。

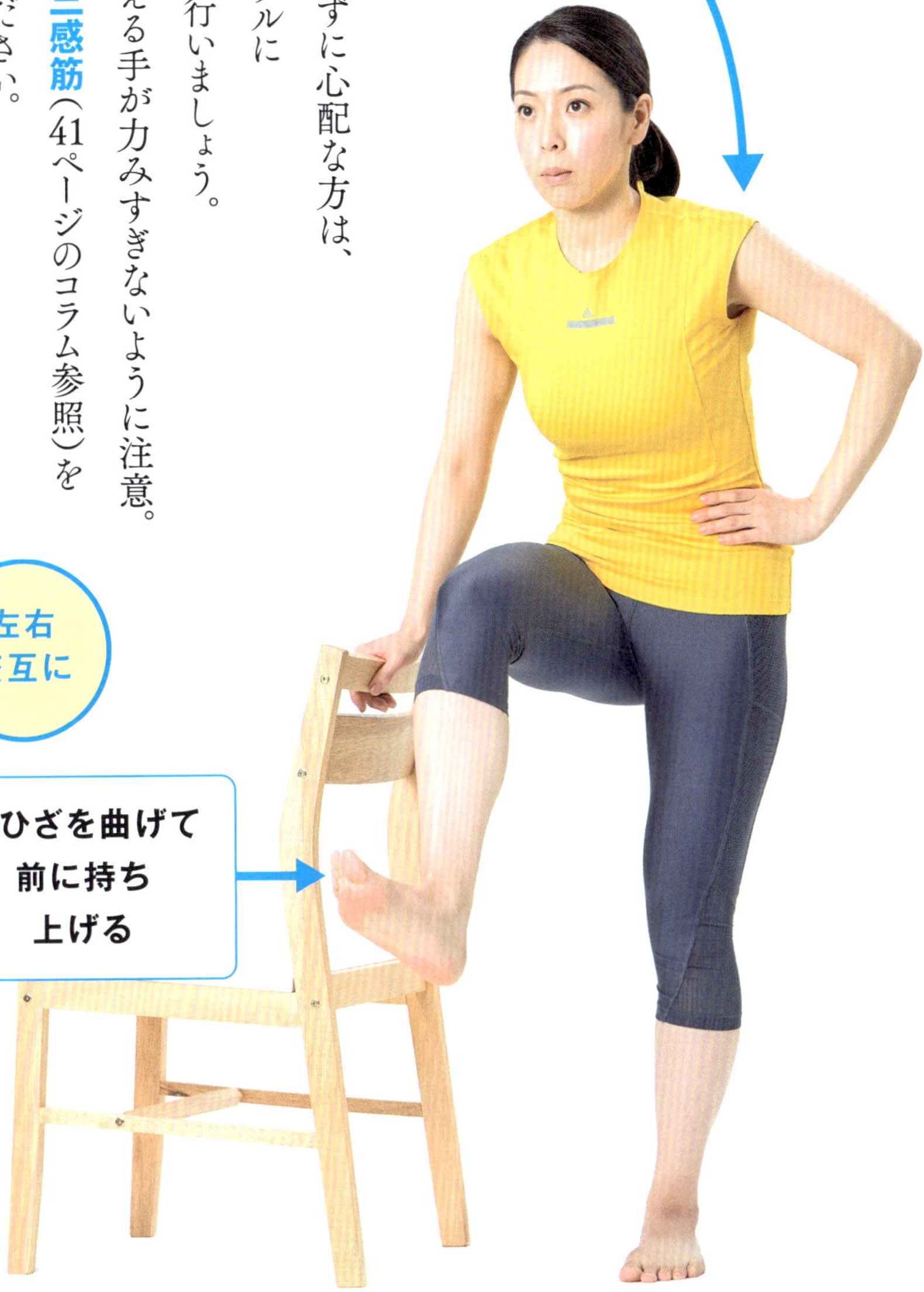
上半身は軽く前傾
左右交互に
右ひざを曲げて前に持ち上げる

老筋トレ 7

階段を上り下り

エスカレーターより階段を使いたくなる

下半身の筋力が落ちてくると、階段も避けがちに。
筋力アップで筋肉の使い方が上手になれば、
階段が苦ではなくなります。
このトレーニングでも、
ふらつく場合はイスやテーブルを使いましょう。

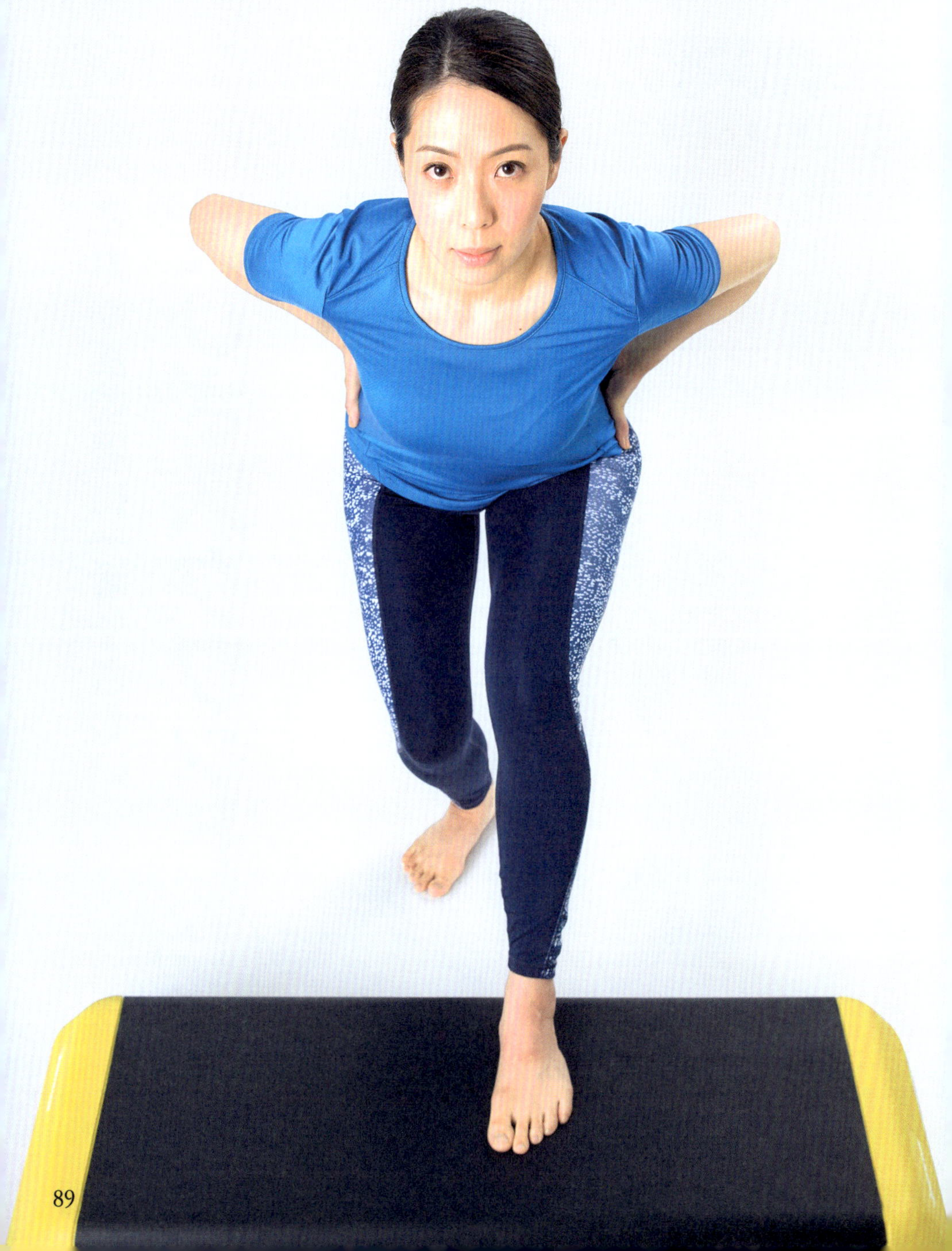

老筋トレ 7-1

＼これが高齢者に一番やさしい／
片ひざスクワット

階段上り編

回数の目安
4～5回

階段を上るときのように、ひざを曲げた状態から、「足・尻、足・尻……」と交互に言葉を発しながら、体を持ち上げます。背筋は常にまっすぐの状態をキープしてください。

左足を軽く前に一歩出して、上半身は真っすぐに立つ

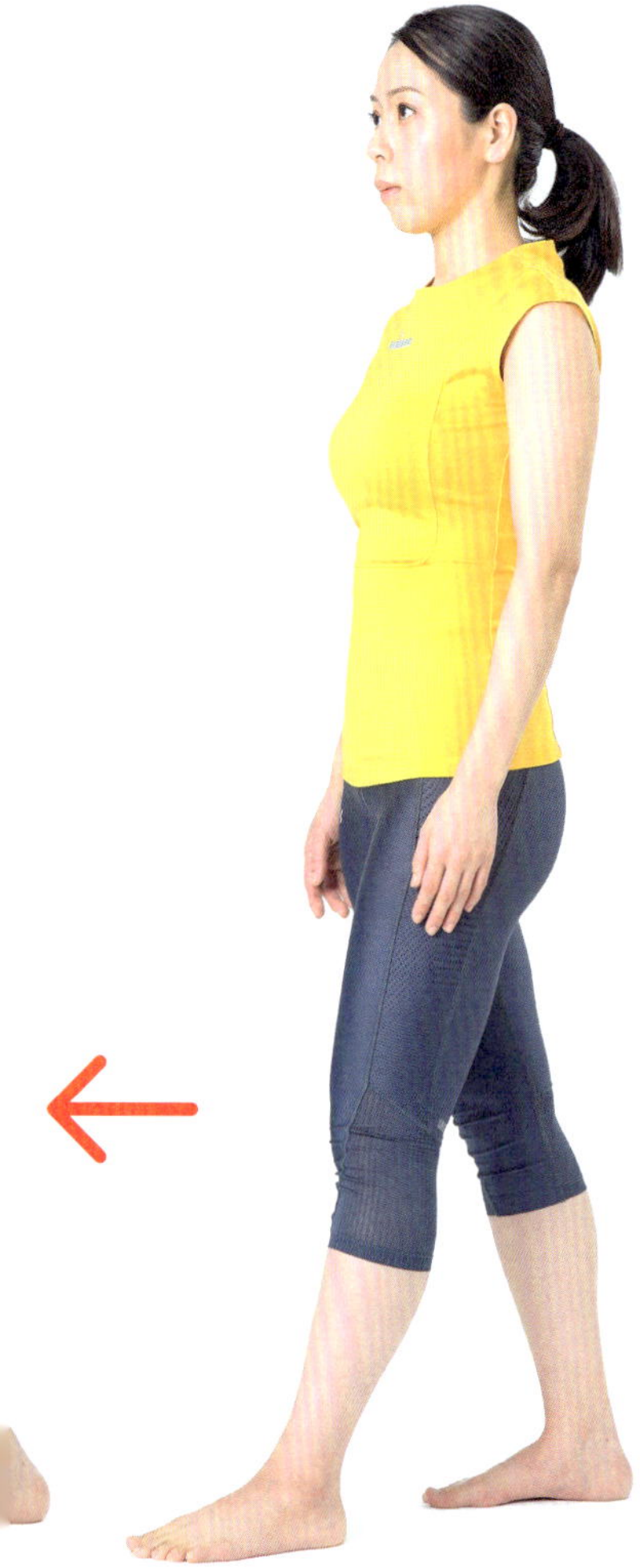

右ひざを伸ばして
真っすぐに立つ

左ひざを曲げて、
両手は左ひざ上に置き、
上半身を前傾させる

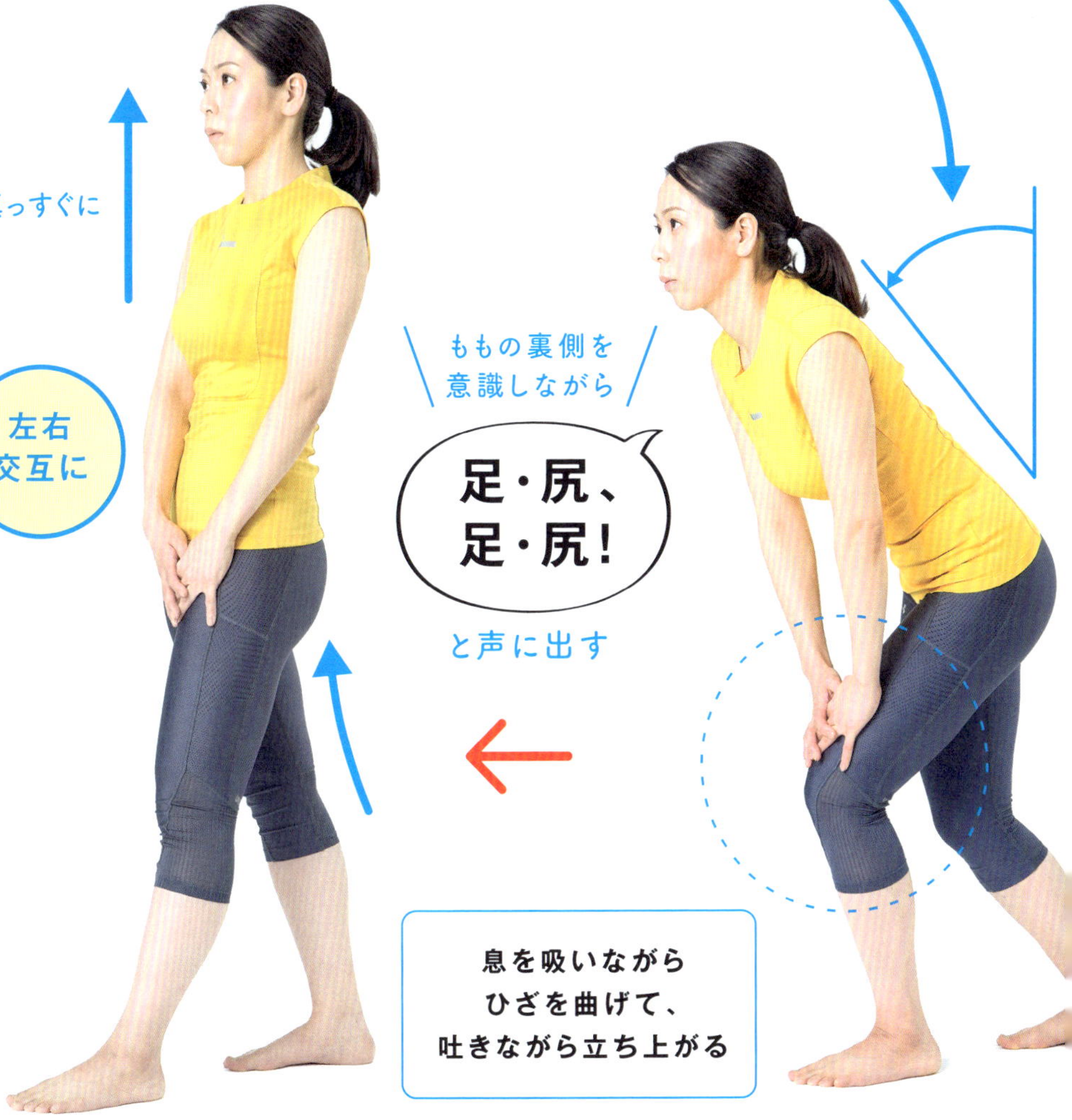

真っすぐに

左右
交互に

ももの裏側を
意識しながら

足・尻、
足・尻！

と声に出す

息を吸いながら
ひざを曲げて、
吐きながら立ち上がる

老筋トレ 7-2

＼これが高齢者に一番やさしい／ 片ひざスクワット

階段下り編

回数の目安
4〜5回

ひとつ前の「上り編」は重心が前にありましたが、こちらは重心が後ろ。お尻から太ももの裏を使って体を持ち上げるイメージ。ここでも「足・尻、足・尻……」と繰り返します。

両手をお尻につけて
右足を一歩前に出す

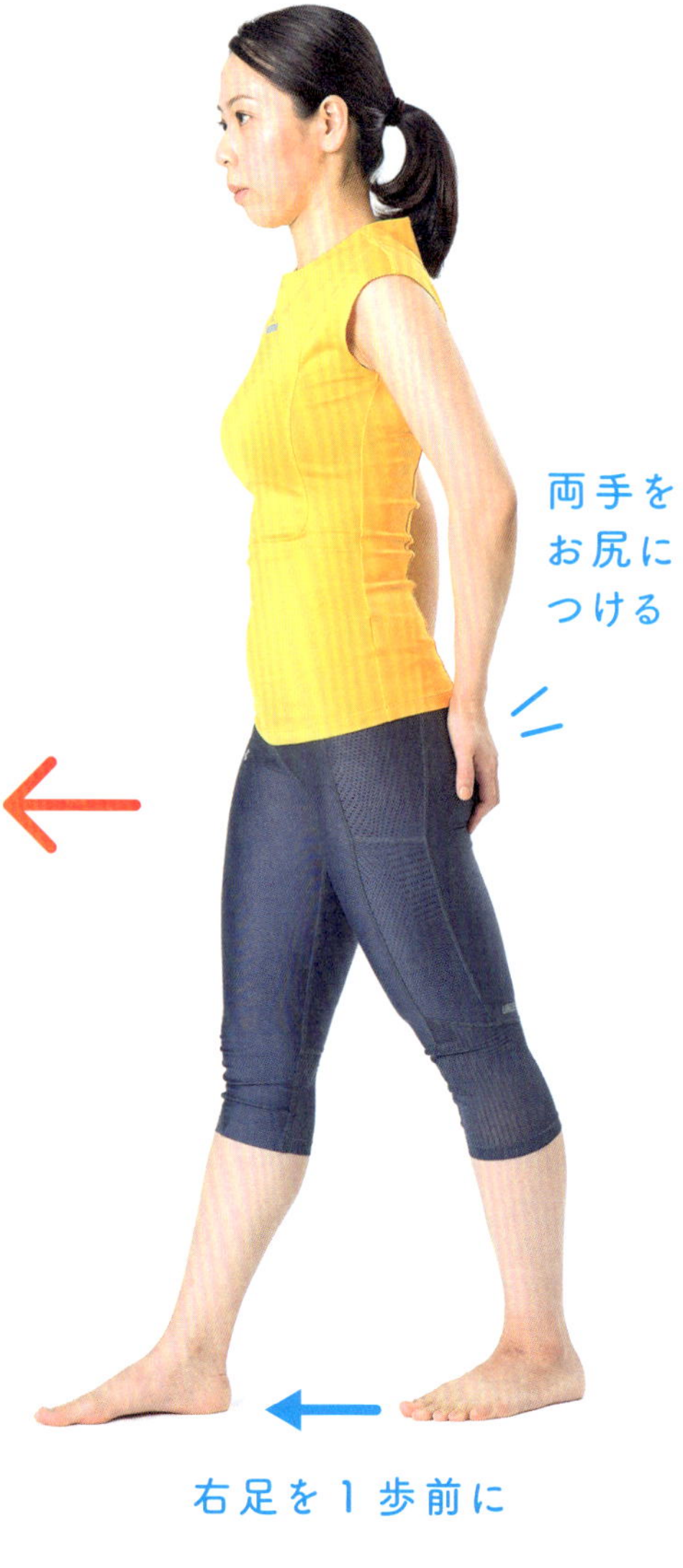

息を吸いながらひざを曲げて、息を吐きながらひざを伸ばす

右ひざは軽く曲げて左ひざは大きく曲げる

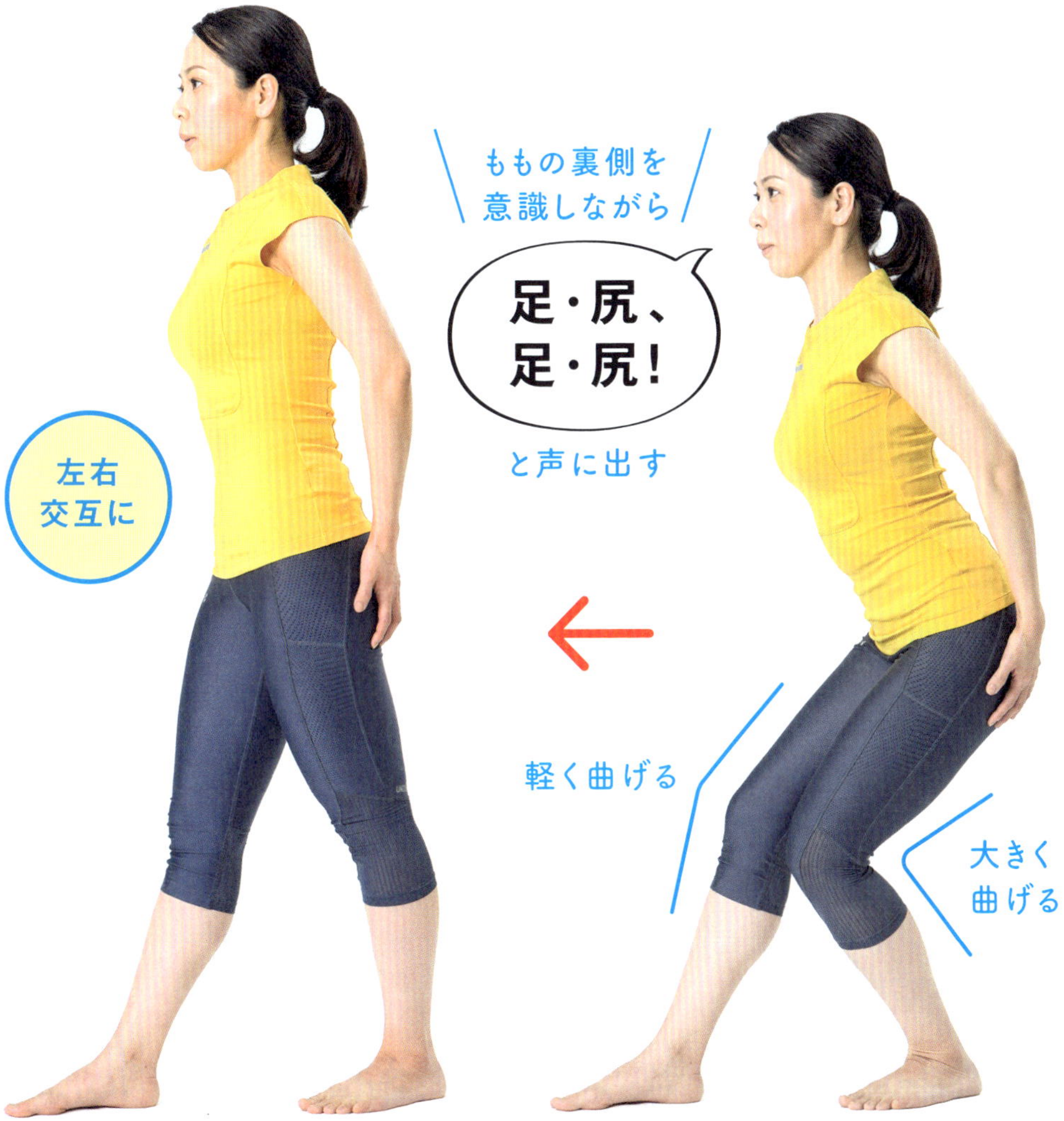
左右交互に
もものの裏側を意識しながら
足・尻、足・尻！
と声に出す
軽く曲げる
大きく曲げる

第3章

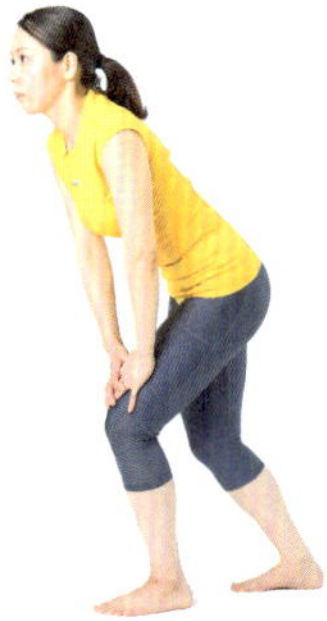

「老筋トレ」の基礎知識

効果は「その瞬間」に実感できる

一般的に、筋力トレーニングの効果は、翌日から2日後などに「筋肉痛」としてやってきます。

ところが、正しいトレーニングだと、トレーニングをした直後に効果を実感することができるのです。

しかも、筋肉痛という、痛みをともなう形での実感ではありません。

一体どういうことなのでしょうか。

加齢によって「筋肉が減る」と言われています。たしかに、運動をしなければ、年齢とともに筋肉は減っていきます。しかし、だからといって筋肉が一気になくなるわけではありません。**高齢者でも、筋肉は結構残っている**のです。

では、なぜ「力がなくなった」と感じる高齢者が多いのでしょうか。

それは、筋肉を上手く使えていないからです。

私は〝**筋能力**〟と呼んでいますが、筋肉自体は体にあるものの、「筋肉をコントロールする能力」が低下しているのです。何もないところで転びそうになった、という経験があるかもしれません。それは、筋肉を上手くコントロールできていないことに大きな問題があると言えるでしょう。

この本でお伝えするトレーニング方法は、その筋能力をアップさせることができます。

やってみた瞬間から、「正しく筋肉が使えている実感」を得ることができます。

眠っていた筋肉を呼び起こすイメージといったところでしょうか。


いつもは辛い階段の上り下りも、足の筋肉を意識してみると、上手に力が使えて、これまでの辛さが軽減されます。関節もよく動くようになり、これまで以上に力も入るようになって、その瞬間に効果を実感できるのです。


加齢とともに落ちている筋能力を、再び呼び起こしてあげるトレーニング。

それが、この本でお伝えしている内容です。

ちなみに、

「筋トレは、何カ月も継続しないと効果が出ない」

というのは、間違った固定観念です。

スポーツ選手と違って、一般の高齢者の方であれば、うまく体が動くような筋肉があれば十分なのですから。

ジムに行くときよりも帰るときのほうが「軽く楽」になる

「いつも疲れて疲れてしかたがないのよ。でも、あと2日我慢すれば枝光さんのジムに行けるから、がんばれる」

お客様から、こんな言葉をかけてもらうことがよくあります。

〝おかしな話〟に思えるかもしれませんね。まるで、２日後にマッサージや整体の予約が入っているような言い方だからです。

通常、筋トレと言えば、「疲れる」イメージがありますよね。ただでさえ疲れているのに、筋トレをしたらヘトヘトになって、翌日、体が使い物にならないのでは、と心配になる方もいるでしょう。

ところが、お客様の多くが、疲れているのに私のジムに来てトレーニングしたがっています。

なぜでしょうか。

答えは、ジムに来られる方が、トレーニングを終えて帰るときに発する言葉に隠されています。

みなさん口を揃えて、

「帰るときのほうが楽になる」

と言われます。

来る時よりも、トレーニングを終えて帰るときのほうが、体が楽だとおっしゃるのです。

ここまで読んでいても、点と点がつながらないかもしれません。しかし理屈はシンプルです。

正しく体を動かすことで、前述したように筋能力が上がります。すると、階段の上り下りで筋肉を上手にコントロールすることができ、いつもより楽になります。来るときにはやっとの思いだったのに、魔法のように、

「あれ？　スタスタ階段が上がれちゃう」

と感じるようになるのです。

筋肉は、人の動きのすべてにかかわっていますから、階段の上り下りに限らず、日常生活が楽になるというわけです。トレーニング前よりも体がスムーズに動

きます。さらに血行もよくなり、ストレスも解消されます。心も体も軽くなって、笑顔で帰られる方ばかりです。

というわけで、私はジムを、**「疲労回復ジム」**と名付けています。

よくある「重さを追求する」ジムでは、あり得ないことかもしれません。

しかし、私が主眼を置くのは**筋能力を上げる**こと。

整体やマッサージと似ているかもしれません。いや、筋トレのほうが自分の眠っている能力を覚醒させるわけですからずっといいでしょう。筋トレで体の使い方が変わるので、その効果がさらに持続するのです。

一方で、マッサージや整体などは対症療法。数日もすればもとどおりです。

筋トレはマッサージや整体などと同じような効果を得られ、なおかつ時間もかかりません。この本でお伝えする内容であればお金もかからない。こんないい話はありません。

食事は「何でも」たくさん食べる！

コンビニやドラッグストアで、「プロテイン」が配合された商品を見かけることが多くなりました。

プロテインとは、筋肉の材料であるタンパク質のことで、トレーニングに励む人には欠かせない飲み物になっています。

「プロテインは飲んだほうがいいですか？」

と私も聞かれることがよくあります。

たしかに、タンパク質は意識して摂取したほうがいいでしょう。

しかし、こと年配の方に関しては、
「何でも食べるほうがいい」
と考えています。

栄養が足りていないと、体がどんどんと萎《しぼ》んできてしまいます。首も短くなり、猫背で、下向きがちになる。すっかり小さくなってしまったおじいちゃん、おばあちゃんを見たことがあると思いますが、総じて「小さく、かたく、冷たく」なっています。

一方で、加山雄三さんのような方を見ていると、同年代に比べ、体が大きく、いつまでも元気な印象を受けます。

歳を重ねると、内臓の機能も落ちてきます。たくさんの量が食べられなくなり、カロリーが不足してきます。するとさらに老化が進み、内向きになり、シンドいことが日々増えていきます。

老いが体に出てきた方は、食べられるものを、多少脂肪が多めでもしっかり食べたほうがいいでしょう。

通常は、「脂質の摂り過ぎに注意」と言われますが、そもそも、年配の人が脂質を大量に摂取することは難しいでしょう。何より、栄養不足が一番いけません。タンパク質に限らず、しっかり何でも食べるようにしましょう。

もちろん、高血圧の方や中性脂肪が多い方などは注意が必要です。通院されている方はお医者さんと相談しながら食事をしていきましょう。

あとがき

最後までお読みいただき、誠にありがとうございました。

この本は、この日本の、いえ、日本のみならず世界の高齢者の方々に、「介護ゼロ、寝たきりゼロになってほしい」という思いを込めて書きました。

誰もが「子どもや介護の世話になりたくない」「生涯、自分の足で歩きたい」と思っています。そしてご家族も「両親にはいつまでも元気でいてほしい」と願っています。

しかし、現実はそうなっていないのが実情です。なぜでしょうか？

それは、「高齢者の筋トレ」について、誤解があるからです。

ひとつは、高齢者の方の誤解です。

「この年では筋肉なんかつかないだろう」となかばあきらめているのはいいほうで、「日常生活で、できなくなることが増えるのは当たり前」などと将来を悲観している方が多いのです。

だから私は、高齢者の方々にいつもこう言います。

「**100歳でも筋肉はつきます**。むしろ若い頃より元気になります。しかも、辛いトレーニングは必要ありません。だからご安心ください」

そして、一緒に筋力トレーニングを始めるのです。

半信半疑だった方たちにも、トレーニングを重ねていくと少しずつ変化が生まれます。最初は、「何か疲れにくくなってる」と言い始めます。そして、「疲れを感じにくくなった」ことに気づきます。やがて、「体を動かすのが楽しみでしかたがない」と目を輝かせ、喜びの声を、私に語ってくださるようにな
るのです。

2つ目の誤解は、筋トレを教える業界側にあります。
ご存知の通り、現在は健康ブーム。約20年前、私が高齢者専門でパーソナ
ル筋力トレーナーを始めたときとは、隔世の感があります。月日は流れ、筋
トレは確かにメジャーになりました。
しかし、こと「高齢者」の筋力トレーニングについては、教える側に誤解
が多いのです。
アスリートを対象にした理論を、安易にそのまま高齢者のトレーニングに
当てはめているケースがその例のひとつです。また、高齢者の筋力トレーニ

ングにおける、動機づけに失敗しているケースも多いようです。

高齢者には、高齢者に特化した理論が必要です。それが「老筋トレ」という、この本のタイトルに込めたメッセージでもあります。

高齢者の方、そのご家族の方々が、この本を通じて「高齢者に特化した筋力トレーニング」への理解を深めていくことで、健康な人生を少しでも長く送るためのきっかけになれば、これにまさる喜びはありません。

２０１９年７月　四ツ谷の心身健康倶楽部にて

枝光　聖人

著者紹介

枝光 聖人（えだみつ まさと）

・パーソナルトレーナージャパン（株）代表取締役
・ボディビルダー
1965年生まれ。パーソナルトレーナー資格として世界No.1の信頼度を誇る全米認定パーソナルトレーナーを取得後、プロ・アマアスリートを中心に指導を開始。パーソナルトレーニングにて、リハビリ、ダイエットの指導を18年間でのべ3万件を指導。2007年には医師と共同でメタボリックシンドローム改善プログラムを開発。実践だけでなく理論面も磨きをかけるため、2009年より人間総合科学大学院にて心身健康科学修士を取得。2010年には神奈川ボディビル選手権70kg超級において優勝。2013年、満を持してパーソナルトレーナージャパン株式会社設立。日本初の高齢者専門パーソナルトレーニングジム「心身健康倶楽部」を運営し、10年以上の継続率7割、内7割が60歳以上、8割が50歳以上という、高齢者指導数日本一のパーソナルトレーナーとなる。後進の育成にも力を入れており、トレーナー養成スクールも開講。筋力トレーニングの指導者を多数輩出している。

心身健康倶楽部について

中高年専門パーソナルトレーニングジム「心身健康倶楽部」

（商標登録番号：第5897843号　区分：第35類）

「人生は筋肉だ！」をコンセプトに筋力トレーニングにより心身の健康サポートを行う。業界が少人化、無人化、AI化ジムに向かう中、有人化ジムの必要性を強く訴え、10年継続率が7割を超えるなど、お客様が辞めない、突出した継続率の高さを誇る。2013年に四谷店をオープン、以後大阪高槻店、横浜元町店、あざみ野店、新宿御苑店、イオン西新井店と現在は6店舗を展開。2017年からフランチャイズの全国展開も開始。2019年1月にはイオン店舗内に西新井店を開店、今後は郊外型大型商業施設への展開も予定している。
ホームページ：https://www.shinshinkenkou.com/

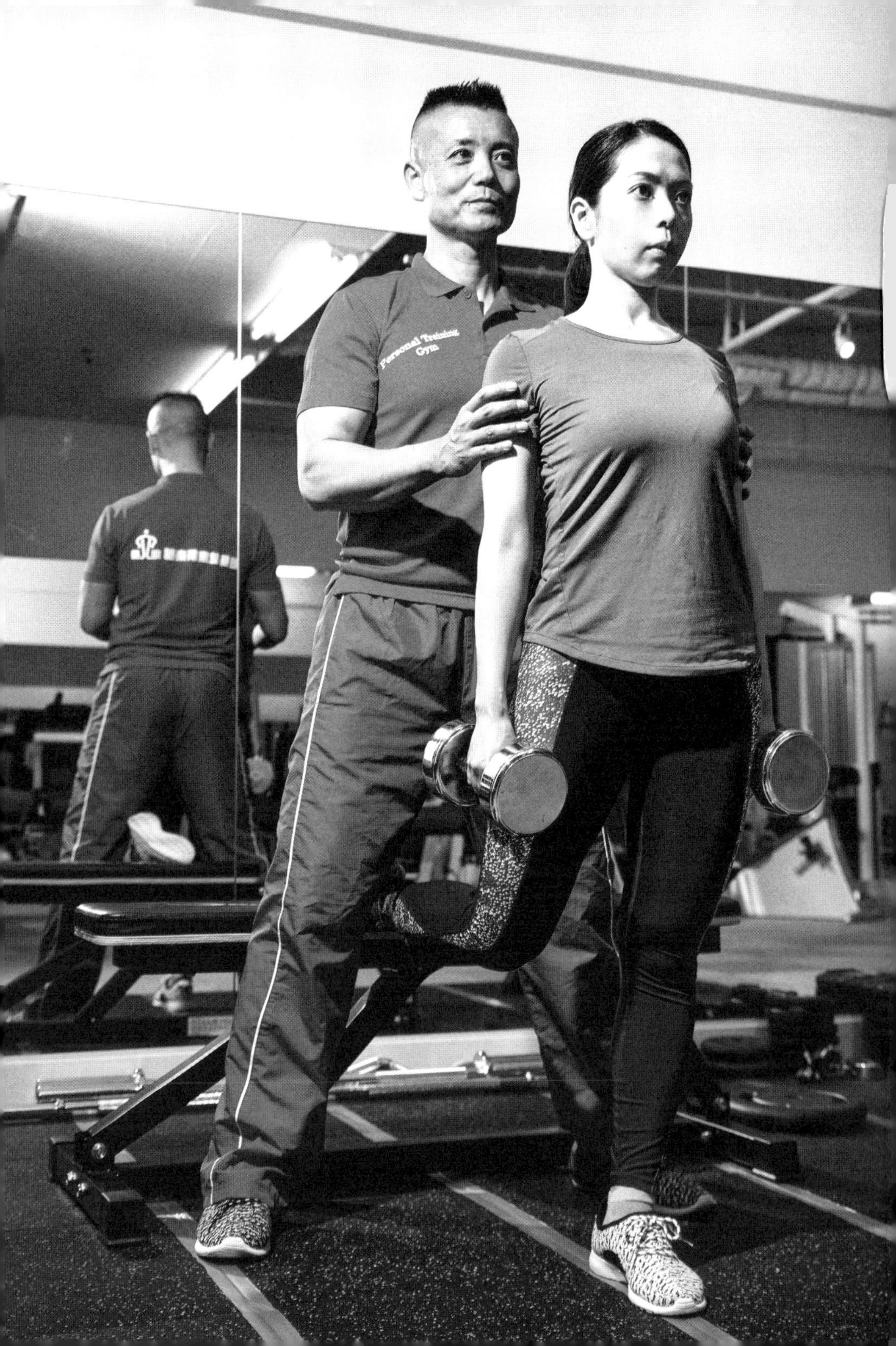
Personal Training
Gym

毎日の不便を「喜び」に変える筋力アップの方法

老筋トレ

令和元年8月20日　第1刷発行

監　修　者　枝光聖人

発　行　者　東島俊一

発　行　所　株式会社 法　研

〒104-8104　東京都中央区銀座1-10-1

電話 03(3562)3611（代表）

http://www.sociohealth.co.jp

印刷・製本　研友社印刷株式会社

0103

SOCIO HEALTH

小社は㈱法研を核に「SOCIO HEALTH GROUP」を構成し、相互のネットワークにより、〝社会保障及び健康に関する情報の社会的価値創造を事業領域としています。その一環としての小社の出版事業にご注目ください。

©Masato Edamitsu 2019 printed in Japan

ISBN978-4-86513-637-1 C0077　定価はカバーに表示してあります。

乱丁本・落丁本は小社出版事業課あてにお送りください。
送料小社負担にてお取り替えいたします。

JCOPY〈(社)出版者著作権管理機構 委託出版物〉
本書の無断複製は著作権法上での例外を除き禁じられています。複製される場合は、そのつど事前に、(社)出版者著作権管理機構（電話 03-3513-6969、FAX 03-3513-6979、e-mail: info@jcopy.or.jp）の許諾を得てください。